DESPIERTA

CARLOS PÉREZ

DESPIERTA

**Una guía para tomar consciencia
y acceder a la vida que mereces**

Grijalbo

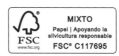
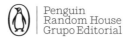

Penguin
Random House
Grupo Editorial

Primera edición: marzo de 2024
Primera reimpresión: marzo de 2024

© 2024, Carlos Pérez
© 2024, Penguin Random House Grupo Editorial, S. A. U.
Travessera de Gràcia, 47-49. 08021 Barcelona

Printed in Spain – Impreso en España

ISBN: 978-84-253-6631-4
Depósito legal: B-641-2024

Compuesto en M. I. Maquetación, S. L.
Impreso en Huertas Industrias Gráficas, S. A.
Fuenlabrada (Madrid)

GR 6 6 3 1 4

A mis abuelos, por su maravilloso flujo de energía
A mi madre, que se fue en 2018, pero cuya energía
está y estará siempre dentro de mí
A mi padre, por su forma de querer
A mi hermano y a su bonita familia,
por estar ahí con tanto amor y respeto
A Nico, por su amor y su luz
A Marisa, por impulsarme a escribir este libro
y por acompañarme en mi vida
A David, Xavi, Néstor y Juan Carlos,
socios que son amigos, amigos que son familia
A mis amigos, por nuestra bonita historia de amor

ÍNDICE

2. DE LA CONCIENCIA A LA ACCIÓN

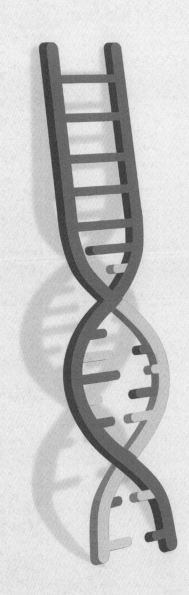

INTRODUCCIÓN

Cada uno de nosotros tiene una manera de hacer las cosas que lo caracteriza. Hay a quien le cuesta poco seguir una alimentación adecuada y hacer ejercicio, pero sin embargo tiene una relación de pareja basada en la dependencia y el no respeto; o a la inversa, hay quien tiene una relación de pareja maravillosa, pero, sin embargo, no es capaz de cuidarse y, además, en el trabajo, siempre termina encontrando a un jefe que no lo respeta.

En fin, con estas tres variables (pareja, trabajo y cómo me cuido), que constituyen el «espacio» en el que más tiempo pasamos a lo largo de nuestra vida, podríamos construir infinitas historias individuales en las que veríamos dónde presenta dificultades la persona y cuáles son las limitaciones que suelen repetirse por mucho que la vida avance y nos encontremos en diferentes escenarios.

Un claro ejemplo de ello sería el del chico o la chica que se caracteriza por comportarse con su pareja como el papá o la mamá —con el desorden que ello comporta—, básicamente porque la pareja no es ni su padre ni su madre. Y lo bueno es que esto no le ocurre solo en esa relación, sino en cada una de las que ha tenido. Es, pues, fundamental tomar consciencia de esa conducta y evolucionar para, por fin, encontrar una relación en equilibrio.

Otro ejemplo se daría en el trabajo, donde, sea cual sea la ocupación y aunque pasen los años, la persona siempre termina teniendo un jefe o un superior que no la valora. Los escenarios cambian, pero la película se repite. ¿Te suena?

Este libro te servirá para poner en orden todo lo anterior. Para tomar consciencia de cuáles son esas conductas que te debilitan, y para que, desde el empoderamiento, las puedas hacer evolucionar.

Pero el caso es que esas conductas que te tienen harto no las decides tú. Te cuento: a partir de nuestras experiencias vividas a lo largo de la vida, vamos generando unos registros en un área del sistema nervioso central conocida como «corteza insular». Ahí es donde las almacenamos como si de diferentes «discos» se tratara.

La época más sensible para la creación de estos discos abarca desde los primeros años de vida hasta el periodo puberal. Durante todo este tiempo, nuestra forma de ver y entender el mundo es a través de la mirada de nuestros cuidadores. Para explicarlo de un modo didáctico, en el escenario del amor usaremos el disco en el que hemos almacenado experiencias sobre el amor, y eso determinará de qué manera nos relacionamos con nuestra pareja. Si en ese disco se registró que el amor se basa en la falta de respeto y el daño físico, buscaréis a alguien que cumpla esos requisitos. Te enamorarás y te sentirás atraído por la persona que te trate de ese modo. Este es un muy claro ejemplo de cómo no decidimos nada mediante nuestro consciente —que solo tiene 64 bytes de memoria—, frente a nuestro subconsciente, de 11.000 millones de bytes, que es donde guardamos todos esos discos aprendidos.

Y así en cada uno de los escenarios de nuestra vida. Ante situaciones de dificultad, nuestro registro sensorial nos dará discos muy variados: algunos con más paz y seguridad, otros con más coraje y otros con más miedo o con más vergüenza, y todos ellos conformarán nuestra manera de relacionarnos con el mundo.

En realidad, esto funciona así para todo el mundo, no hay nadie que se salve. Está claro que habrá quien tenga discos que lo harán vibrar más alto y tener conductas más vitalizadoras que otras personas cuyas decisiones tenderán a ser más debilitadoras y dañinas.

Si bien podríamos pensar que nada de esto tiene importancia, ya que el cuerpo está acostumbrado a ese escenario con el que ha convivido desde siempre, nos estaríamos mintiendo de forma rotunda, básicamente porque esas conductas que nos vienen de lo más profundo en algunos casos pueden llegar a robarnos la energía por completo e incluso a dañarnos hasta el punto de hacernos enfermar.

Evidentemente, el caso contrario también existe y hay conductas que nos pueden hacer sentir que estamos donde queremos estar; esto se da cuando nuestro corazón, nuestra mente y nuestra alma se sienten alineados y felices.

Así que aquello que pase ante nosotros va a activar los diferentes discos con los que cada uno de nosotros hemos aprendido a relacionarnos con el mundo. Y eso va a dar lugar a un estado emocional mejor o peor según si nos sentimos bien ahí donde estamos o, al contrario, sentimos que no estamos donde queremos estar.

Los pensamientos se producirán en relación con esa conducta, que es la que nos sale. Si nuestra conducta nos lleva a tener corazón, mente y alma alineados, esos pensamientos serán bonitos, mientras que, si no estamos alineados, esos pensamientos serán un verdadero tormento. Autoflagelarse es algo muy habitual en estos casos. «Siempre me acaba pasando lo mismo y no puedo más». Terrible.

Para concluir, te diré que con este libro vamos a identificar las emociones que te debilitan, los discos que te llevan a esa conducta que te hace sufrir, te daña e incluso te enferma. Sobre todo, no te preocupes; verás que es fácil hacerlo. Una vez hayas tomado consciencia de esta situación, estarás en disposición de salir para siempre de ese lugar que no te deja vivir la vida libremente.

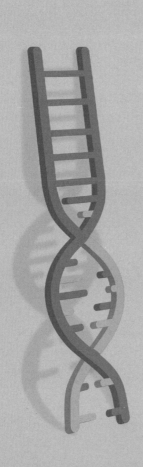

EL MEJOR ESCENARIO PARA TU CEREBRO

TU ESTADO FÍSICO COMO REFLEJO

En este capítulo vamos a empezar por describir las seis vías por las que tu cuerpo se nutre/alimenta, por jerarquía de prioridades, en función del impacto que tienen en tu salud.

Dentro de la pirámide jerárquica, el oxígeno está arriba en la cumbre, básicamente porque, si dejamos de respirar unos minutos, nuestra vida se acaba. Podríamos pensar que poco más podemos hacer al respecto (o mucho, según se mire) que no contaminar nuestros pulmones con la nicotina del tabaco (por descontado) y hacer ejercicio físico para que puedan realizar su función de forma correcta.

Pero el cómo respiramos juega un papel determinante en nuestra salud, tal como nos describe de forma magistral el periodista James Nestor en su libro *Respira*. **El 90 por ciento de las personas respiran de manera incorrecta.**

En un fragmento de las enseñanzas taoístas, ya lo manifestaban así: «El aire inhalado por la boca se llama *ni chi'i*, 'aire adverso', el cual es extremadamente dañino». Tomar aire por la boca cambia el cuerpo físico y transforma nuestras vías respiratorias. La cara se nos alarga, la boca se nos queda entreabierta, los ojos se vuelven inexpresivos, aparecen ojeras, los labios se agrietan y los dientes salen torcidos.

El «aire adverso» hace descender la presión, lo cual provoca que los tejidos blandos de la parte posterior de la boca queden flojos y se flexionen hacia dentro, un proceso que reduce el espacio y hace que respirar sea más complicado. La respiración bucal genera más respiración bucal. Este tipo de respiración provoca ronquidos y apnea del sueño, que se asocia con un incremento de la presión arterial y una alteración del oxígeno en la corteza prefrontal, área del cerebro vinculada con el déficit de atención y la hiperactividad (TDAH). También se relaciona con alteraciones de las vías respiratorias como la sinusitis y el asma.

Inhalar por la nariz tiene el efecto opuesto. Fuerza a que el aire choque contra todos los tejidos blandos que hay en la parte posterior de la garganta, lo cual ensancha las vías respiratorias y facilita la respiración. Pasado un tiempo, estos tejidos y músculos se tonifican para permanecer en esta posición abierta y ancha. La respiración nasal genera más respiración nasal, que es, básicamente, para lo que tienes una nariz en la cara.

En lo más alto, también encontramos el sistema nervioso central (SNC), tus emociones. Para que te hagas una idea, la aparición de una enfermedad se asemeja al

6 COSAS QUE DETERMINAN TU ESTADO DE SALUD

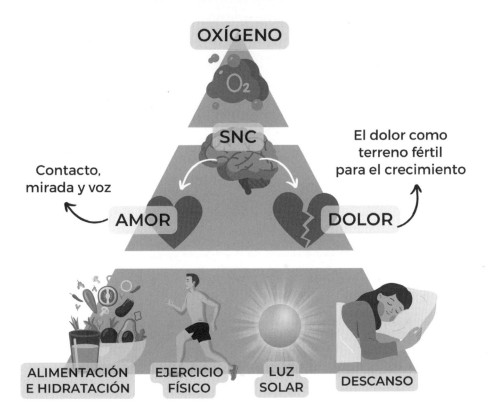

OXÍGENO

SNC

El dolor como terreno fértil para el crecimiento

Contacto, mirada y voz

AMOR

DOLOR

ALIMENTACIÓN E HIDRATACIÓN

EJERCICIO FÍSICO

LUZ SOLAR

DESCANSO

hecho de llenar un vaso. Y resulta que tu estado emocional puede llenar ese vaso por sí solo. Sí, así es, **una situación emocional no resuelta y mantenida en el tiempo y/o una situación emocional de alto impacto pueden, *per se*, ser el origen de una enfermedad.**

En el escalón inferior a la respiración y al SNC hay otros cuatro aspectos que juegan un papel capital en nuestra salud, si bien como norma ninguno por sí mismo puede llegar a hacer que enfermes como sí ocurre con el sistema nervioso. En general, suele ser por la suma de ellos por loque se produce esta consecuencia. Estos cuatro aspectos son: alimentación e hidratación, ejercicio físico, luz solar y descanso. Los cuatro tienen un impacto muy parejo sobre la salud, aunque siempre es menor que el del SNC. Tardan más en llenar el vaso, nos dan margen de actuación si el sistema nervioso está bien. Así que hay esperanza.

Vamos con un pequeño adelanto:

1. El SNC / emociones

La forma en que nutrimos a nuestro SNC se fundamenta en tres pilares: **cómo nos miran, cómo nos hablan y cómo nos tocan, lo cual determina el desarrollo y el modo en que vas a entender el mundo y a relacionarte con él**. Es decir, tus cuidadores van a tener un papel determinante, como veremos en el capítulo 2. Por lo tanto, tenemos el amor como fuente de alimentación para el

SNC, así como el dolor, que es otra fuente de alimento para nuestra supervivencia, por eso no debemos excluirlo, porque ignorarlo es dañino para el cerebro.

Para comprenderlo, en el siguiente capítulo desarrollaremos cómo el amor y la energía que se desprenden de él son claves para nuestro desarrollo neurológico. Y hablaremos de las vías neurológicas del dolor para entender que, inevitablemente, será el otro gran escenario para nuestro crecimiento.

En contrapartida, como adelantábamos, si el sistema nervioso está mal, por sí mismo puede llenar un vaso y provocar la enfermedad. Esto es debido a que tiene un gran impacto y una influencia tremenda sobre tu estado de energía y sobre tu sistema inmunitario, desregulándolo mucho más que los otros cuatro factores inferiores en la pirámide. Ahora bien, no te confíes, ojo con mantener una mala alimentación en el tiempo; por poner un ejemplo, también puede ser suficiente para que acabes sufriendo problemas de salud.

Veamos también un anticipo de la base de la pirámide.

2. Alimentación e hidratación correcta

Aquí resulta indispensable citar el eje microbiota-intestino-cerebro *(microbiota-gut-brain axis)* y hablar de cómo el sistema digestivo y la microbiota influyen en tu estado emocional y en tu conducta. Por eso hemos de nutrirnos con alimentos y no productos; e hidratarnos con agua, infusiones como mucho. No, los demás líquidos no cuentan como hidratantes, vaya esto por delante. Tomar vino o cerveza como si fuera agua es de flagrante delito, en serio.

3. Ejercicio/músculo

Cada vez que hacemos ejercicio, liberamos unas moléculas de nuestro músculo que se conocen como «mioquinas» y que nutren a diferentes tejidos del cuerpo como pueden ser la piel, los huesos, el SNC o las células beta pancreáticas, influyendo directamente en la regulación de la producción de insulina. Por ende, el ejercicio nutre nuestro organismo y nos alimenta cada vez que nos movemos.

4. Exposición al sol

Necesitas entender que las células están diseñadas para recibir luz solar y que no respetar esa interacción es amputar una de nuestras fuentes de energía vitales. Más adelante vamos a desarrollar el secreto para que mantengas una buena relación con el sol y lo puedas disfrutar de forma natural, alejándonos de la demonización del que es objeto hoy en día por el hecho de no tomarlo como corresponde.

5. Horas de descanso

Cuánto descanses y hacerlo adecuadamente las horas necesarias influirá sin duda en tu energía, en tu estado de salud y en tu regulación inmunitaria.

Un adelanto para aquellas personas que tienen turnos de noche: tranquilas, hay otros cinco puntos donde poder actuar. Si es tu caso, lo más importante es que no te preocupes por ello y que aceptes que quizá, en tu estilo de vida actual, esa parte es difícil de variar o cambiar, por lo menos a corto plazo, pero puedes equilibrarla con todo lo demás.

En este primer capítulo, vamos a profundizar en los cuatro factores del pie de la pirámide para que sepas cómo, en el terreno de la biología, impactarán sobre tu energía y sobre el estado de tu SNC. Si bien para comprenderlo primero necesitas entender el contexto que envuelve a la inflamación.

LA INFLAMACIÓN ES LA CLAVE QUE TE DA PISTAS

La inflamación es un mecanismo evolutivo que nos asegura la supervivencia porque su pretensión es reclamar la llegada de las células inmunitarias para resolver aquello que está aconteciendo.

En el terreno de la evolución, te sonarán ejemplos como comer un alimento en mal estado o un traumatismo o una herida que hay que curar. El problema es que, cuando tienes un esguince de tobillo, tu obsesión (y la de la mayoría) es quitar la inflamación, tomar antiinflamatorios y poner hielo para que la susodicha desaparezca porque pensamos que es adversa para nosotros.

A partir de ahora, **cuando te aparezca una inflamación no debes intentar bloquearla o acelerar su desaparición, sino que te conviene dejar que tu cuerpo viva ese proceso inflamatorio, ya que va a ser determinante para que la resolución de esa inflamación se produzca correctamente**.

A ver, relativicemos, si tienes un dolor insoportable por encima de 7 sobre 10, es entendible que te tomes algún medicamento para gestionarlo; pero, en muchas ocasiones, tan solo es un dolor de 3 o de 4 sobre 10, totalmente soportable, y, sin embargo, nos afanamos en querer bloquear la inflamación cuando sería recomendable poder dejarla a su rollo.

De hecho, para el científico Charles Serhan, de la Universidad de Harvard, que expone y explica cómo se resuelve una inflamación en nuestro cuerpo, lo coherente sería poder acompañar esa inflamación en vez de obstaculizarla.

Serhan, a estas moléculas que participan en la reparación de la inflamación, las llama *resoleomics* o mediadores prorresolución (SPM), esto es, mediadores prorresolventes especializados. Se trata de moléculas de grasa que están presentes en nuestras membranas celulares y que participarán en la resolución de la inflamación. Lógicamente, la calidad de esa grasa tiene que ver con la forma en que tú te alimentas.

ALIMENTOS INDICADOS PARA INFLAMACIONES AGUDAS

Por ello, llegados a este factor de la alimentación, te dejo aquí algunas recomendaciones para que, cuando tengas una inflamación, apoyes a tu cuerpo con alimentos y con suplementos que den soporte al proceso en lugar de bloquearlo.

En cuanto a alimentos, me refiero al pescado azul y al marisco, que son ricos en grasa DHA y EPA. Seguidos de la carne y de los huevos biológicos, que son ricos en grasas como el ácido araquidónico.

A continuación, vendrían el calabacín, la zanahoria, los champiñones, los rábanos, el pepino, las espinacas, el brócoli, la coliflor y el cilantro, que poseen un alto contenido en ácido salicílico; y tras ellos los frutos del bosque y los piñones, y también hierbas como el tomillo o el romero, que puedes poner en aceite para macerar, ya que su extracto, así como el aceite de oliva, también coadyuva en ese acompañamiento de la inflamación. No la bloquea, sino que la acompaña.

Si hasta ahora te he argumentado cómo una inflamación puntual, aguda, intensa y breve es fundamental para nuestro cuerpo y cómo debería resolverse, a partir de aquí te traigo a colación circunstancias que, en nuestra vida actual, provocan que esta se haya convertido en una inflamación silente, de bajo grado y mantenida en el tiempo que nunca el ser humano había tenido previamente a lo largo de la evolución.

INFLAMACIÓN DE BAJO GRADO, EL ASESINO SILENCIOSO

¿Qué factores pueden provocar una inflamación permanente? El primordial es el estado de tu sistema digestivo y tu microbiota. La microbiota se define como ese conjunto de microorganismos que son bacterias, hongos, parásitos y virus que se encuentran en tu sistema digestivo.

The microbiota-gut-brain axis se traduce como el eje microbiota-intestino-cerebro y hace referencia a la comunicación directa entre tu SNC y tu sistema digestivo/microbiota. De manera ascendente, el estado en que se encuentre tu intestino/microbiota va a determinar el estado de tu conducta. Y a la inversa, tus emociones influirán de una forma brutal sobre cómo se halle tu sistema digestivo/microbiota.

Datos sobre el sistema digestivo que dan que pensar

- **Hay seis veces más bacterias en nuestro sistema digestivo que células en el cuerpo humano.** Nos conviene tenerlas contentas dándoles de comer aquello que las hace «felices», esto es, alimentos que han ingerido a lo largo de la evolución, no productos que la industria alimentaria ha convertido en comestibles, pero que no tienen nada que ver con un alimento.
- **Hay entre cinco y veinticinco veces más virus en nuestro sistema digestivo que bacterias.** Virus que se conocen como «bacteriófagos» y que son claves para el equilibrio de nuestra microbiota. Además de bacterias y virus, hay hongos, parásitos y helmintos, un conjunto de microorganismos con los que deberíamos vivir en simbiosis.
- Dada la gran extensión del sistema digestivo, te fascinará conocer que, si lo recortáramos y lo desplegáramos, ocuparía entre 200 y 300 m^2, es decir, **podríamos forrar una cancha de tenis entero con él.**
- Y, teniendo en cuenta que la siguiente estructura que entra en contacto con el exterior en el escalafón sería **la piel, que ocupa en torno a 3 m^2**, podemos deducir que el sistema digestivo es, a través de la boca y de lo que comemos, la estructura más extensa de nuestro cuerpo que entra en contacto con el exterior.
- De ahí que no sea casualidad que, cuando tratas de comer bien, ocurran dos cosas: una, que tu sistema inmunitario mejore porque **en el sistema digestivo se encuentran hasta el 80 por ciento de tus células inmunocompetentes**; y dos, que, si te alimentas correctamente y resuelves la inflamación del sistema digestivo y tu microbiota está feliz, aumente tu energía.

Entonces, por la gran extensión que tiene, por la enorme presencia de células inmunitarias y porque es nuestro segundo cerebro (en cuanto a que supone la estructura con mayor representación neurológica de nuestro cuerpo después del SNC), nos conviene cuidarlo y mantenerlo en equilibrio y en calma.

Grábate esto a fuego: cuando comes mal y tu microbiota está, literalmente, cabreada, obtienes una respuesta inflamatoria permanente en tu sistema digestivo.

LA INFLAMACIÓN FISIOLÓGICA «NORMAL»

Partimos de la base de que, cada vez que comes, por nuestra naturaleza fisiológica, siempre obtienes una reacción inflamatoria poscomida, ya que tu sistema inmunitario se activa, no vaya a ser que haya algo que pueda intoxicarte, dañarte o poner en peligro tu vida. Si la comida es la adecuada, en muy poco tiempo, eso se resuelve.

En otras palabras, si has experimentado alguna vez la sensación de tener hambre, comer y saciarte con alimentos de calidad, sabrás que te puedes sentir lleno, pero, en apenas diez minutos, más allá de que se te puedan cerrar un poquito los ojos por el sueño, no sientas ningún síntoma digestivo. Eso es una inflamación fisiológica.

En contrapartida, cuando te encuentras toda la tarde o todo el día con síntomas en el sistema digestivo, ya sea ardor, reflujo o hinchazón; con gases con o sin olor, estreñimiento, diarrea y/o pesadez, o que hagas de vientre y no vacíes..., todos ellos son indicadores de inflamación de bajo grado. La buena noticia es que no tienes que gastar dinero en hacerte pruebas. Simplemente, si notas estos síntomas, ya puedo asegurarte de que estás en un estado de inflamación permanente de bajo grado.

Cuando estás comiendo algo antinatural (ya lo revisaremos más adelante), esta inflamación se va alargando en el tiempo, casi encadena una inflamación no resuelta con la siguiente comida, en la que vuelves a estar inflamado.

Como puedes ver, no hablo de una inflamación como la de un esguince de tobillo, en la cual este se hincha de modo muy visible. No, estos indicadores de bajo grado te alertan del peligro de que acabes adaptándote, conviviendo con esos síntomas e, inclusive, dándolos por normales. Si los dejas en el tiempo sin atender, serán la antesala de un problema más severo del sistema digestivo o del inmunitario.

En definitiva, **tu forma de alimentarte va a ocasionar que te encuentres libre de una inflamación permanente o inmerso en una inflamación de bajo grado**. Y ya te explicaré cómo esto termina generando una inflamación grave en tu SNC.

LA CONDUCTA DEL ENFERMO

En este punto es interesante echar la vista al pasado para recordar que, en la evolución, la inflamación era algo coherente, al igual que, cuando sufres una infección vírica, lo lógico es que aparezca en ti una conducta apática que te aboca a meterte en la cama, querer dormir y no tener ni hambre. En fisiología se conoce como «la conducta del enfermo» porque, en el terreno de la evolución, sirve para alejarte de la tribu con la finalidad de no contagiar a los demás. Esta neuroinflamación fisiológica (es decir, la inflamación del SNC) provoca que tu cerebro esté en sintonía con lo que está sucediendo en tu cuerpo. En él hay unas moléculas denominadas «citoquinas» que funcionan como mensajeras para que tu cerebro se entere de aquello que está pasando en tu sistema digestivo, en una parte de tu cuerpo, en tu piel o durante tu proceso infeccioso, a fin de que orqueste una conducta coherente con ese estado de inflamación.

¿Cómo se extrapola esto a esa inflamación pasada de rosca en el sistema digestivo? Pues resulta que una inflamación de bajo grado va a llevar a que esta conducta del enfermo se mantenga en el tiempo, porque el cerebro tendrá que permanecer en continua alerta para detectar lo que pasa fuera. En la evolución, está diseñado para que sea aguda, intensa y breve, no para una inflamación de bajo grado que no será tan severa; de hecho, podrás convivir con ella, pero no te vas a encontrar bien. Te remito a aquella frase de «No es lo mismo no estar enfermo que tener salud». Igual no estás enfermo del todo, pero sí reconoces que no tienes una buena salud porque te encuentras en un estadio de un 5, un 4 o un 6 de incomodidad sobre 10... No tienes mucha energía, no te sientes bien.

Exactamente aquí es cuando se da un proceso de neuroinflamación mantenida en el tiempo por esta situación de bajo grado. Ahora ya puedes entender cómo el estado de tu sistema digestivo, de tu microbiota, por tu forma de alimentarte, va a impactar en tu conducta emocional, así como en tu estado vital y energético.

¿Cuál es el fin de que lleguen las citoquinas a tu cerebro?

Las citoquinas son unas maravillosas moléculas que sirven para informar a tu cerebro de que hay una señal de alarma, de modo que se vuelque en focalizar toda la energía hacia una respuesta inmunitaria. Dicho de otro modo, cuando eso ocurre en tu cerebro, se prioriza la vía de la actividad inmunitaria, que requiere mucha energía, y, por contra, se bloquea fisiológicamente la producción de hormonas del bienestar, en especial, la dopamina y la serotonina, para que te sientas mal y no sigas con tu vida como si nada.

En una fase aguda, tiene todo el sentido esa conducta del enfermo, pero, en una situación de inflamación de bajo grado, te va minando. De ahí tu estado de baja energía, el malestar y la escasa vitalidad. Fíjate en cómo ese estado de inflamación de bajo grado que proviene del sistema digestivo va a impactar en tu conducta emocional.

Ya vas entendiendo cómo esa base de la pirámide influirá directamente en tu estado inmunitario y en tu estado vital, ¿verdad? Pues subraya esto en fosforito en tu memoria: **todo aquello que impacta en tu SNC lo hará en tus decisiones, en tu día a día, porque energéticamente no podrás estar a la altura para tomar las mejores decisiones.** Pero de eso ya hablaremos más adelante.

RECOMENDACIONES BÁSICAS SOBRE ALIMENTACIÓN

Se ha escrito mucho sobre alimentación, yo mismo he publicado dos libros: *Paleovida* yo solo y con mi compañero Néstor Sánchez, *Ayuno intermitente*.

Pero te lo voy a resumir aquí así de fácil: lo que no tiene ningún sentido y lo que nos enferma es la ingesta de productos procesados. A pesar de que la industria alimentaria los ha convertido en comestibles, los productos procesados son altamente desconocidos para nuestra microbiota, no entiende para nada en qué consisten. Si quieres depender de la comida, si quieres entrar en un bucle adictivo que se parece más al originado por una droga que por un alimento, come procesados y comprobarás que «cuando haces pop, no hay stop» y, a partir de ahí, dependerás todo el día de productos procesados con unos ingredientes que ni tan siquiera sabes qué son.

Y atención también a la tendencia *healthy* («saludable») de hoy en día, pues te vas a gastar un dineral, por ejemplo, en un tomate eco de bote, y, si analizas la etiqueta, verás que contiene aceite de girasol, azúcar... Así que tampoco son la solución todos esos sustitutivos de los alimentos.

Asimismo, esta tendencia *healthy* parece dar a entender que al comprar «alimentos» con las etiquetas *gluten free*, sin lactosa, cien por cien natural, cero por ciento de grasa, ricos en fibra, te estás cuidando, cuando, sin embargo, ya te digo yo que lo único que haces es gastar más dinero y caer en la trampa de la industria alimentaria.

Todos sabemos que actualmente las estanterías de los supermercados están a rebosar de todo este tipo de productos procesados *gluten free*, como galletas, magdalenas, cereales... Pero si te detienes un momento a mirar la etiqueta, verás que tienen una cantidad de ingredientes que ni tan siquiera conoces. Sí, efectivamente, son libres de gluten, pero acaban siendo más procesados que los originales. La solución, en realidad, pasa sencillamente por comer alimentos como fruta, verdura, tubérculos, pescado, marisco, carne, huevos, etcétera, tal como veremos a continuación. Si comes alimentos de verdad no te preocupes, que no hay que quitarles el gluten.

Alguna persona me ha llegado a preguntar sorprendida si debía también prescindir de esas galletas ricas en fibra e integrales. Y me imploraba con la mirada para que le dijera que esas sí las podía comer, como si le fuera la vida en ello. Pues no, mejor cómete una fruta. Es muy fácil: ante la duda, sencillamente dedica un par de minutos a leer la lista de ingredientes. Cuando veas que contiene más de tres ingredientes que no sabes ni qué son y que por nada del mundo se te ocurriría ingerirlos aisladamente, hazme caso: vuelve a dejar ese producto en el mismo lugar de donde lo cogiste. Por nada del mundo lo metas en tu cuerpo.

¿Cuál es el camino? Comer alimentos

Aunque en este libro no profundizaré en ello, quiero recalcar que consideramos alimentos aquellos que, durante mucho tiempo, han estado en nuestra evolución. Son sustento que nuestro cuerpo entiende y necesita de verdad frente a lo que no le hace ninguna falta.

Los más necesarios son las proteínas, esto es, pescado, carne, marisco, huevo... Es verdad que supone cierta inversión, dado que la proteína es lo más caro y, además, debe ser de máxima calidad. Porque la característica indispensable de las proteínas es que contienen unas grasas poliinsaturadas que usamos para aprovechar bien nuestro cerebro, entre otras muchas cosas. Y es que el 60 por ciento de nuestro cerebro es grasa, el 7 por ciento de su peso seco está compuesto por grasa DHA y ácido araquidónico; nuestras membranas de las células son grasas; cuando debemos resolver una inflamación, necesitamos grasas... En consecuencia, la grasa es imprescindible y da la casualidad de que la hallamos en las proteínas animales (eso sí, de animales salvajes o de pasto).

Además, si revisamos nuestro estómago, este tiene un pH ácido que se asemeja mucho más al de un buitre o un carroñero que al de herbívoros como un elefante o un mono, que comen fibra. Nuestro estómago ha evolucionado con una acidez que justamente nos protege de la putrefacción de una proteína animal cuando somos carnívoros. Somos así, esa es la realidad científica. No obstante, a quien éticamente decida no comer proteínas animales porque es lo que desea, yo le recomendaría que, por lo menos, ingiera huevos.

Además de las proteínas, entre los alimentos tenemos los vegetales, las frutas de estación, los frutos secos (de los que no debemos abusar, ya que pueden resultar indigestos) y los tubérculos (patata, boniato, yuca...), pero siempre procedentes de la huerta y del campo: cuanto menos precocinados o preparados, más nutritivos.

Justo en medio, pondría en tela de juicio alimentos que tienen un mayor potencial inflamatorio, como podrían ser los cereales, los lácteos y las legumbres. ¿Por qué? Te lo expongo a continuación:

Los cereales:

- Los blancos son más refinados y generan un pico de glucosa muy elevado.
- Los integrales tienen un grano más entero y presentan antinutrientes como las lectinas, resultando, según la predisposición de cada uno, más difíciles de digerir y haciendo que el sistema inmune reaccione más de lo debido.
- Muchos de ellos contienen gluten y, tal como dice el científico Alessio Fasano, «el gluten es una molécula no digerible por ningún ser humano».

Los lácteos:

- Si te sientan bien, la recomendación es elegir los de cabra u oveja, dado que sus proteínas se asemejan más a la de la leche materna. Y recuerda que, conforme nos hacemos mayores, lo fisiológico es perder la enzima que degrada la lactosa. En efecto, ser intolerante a la lactosa es algo completamente fisiológico.

Las legumbres:

- Todos sabemos los efectos digestivos de un plato de lentejas o de garbanzos. Dependerá de cada cual, pero lo que sí es seguro es que al menos necesitarán ser puestos en remojo y cocinados con una adecuada cocción.

Si no comes ninguno de estos tres alimentos, no vas a presentar ningún tipo de carencia, siempre y cuando in-

gieras los que hemos señalado anteriormente y no productos procesados.

¿ES UNA MODA EL AYUNO?

En cuanto al ayuno, que hace unos años todo el mundo
consideraba una barbaridad y ahora es la máxima tendencia, resulta fundamental cambiar el chip de que hay
que comer cinco o tres veces al día, te apetezca o no.
Para nada, has de comer cuando tengas hambre y, si te
sacias con alimentos de verdad, ya te digo yo que no
sientes hambre cada tres horas, sino que te surge de forma natural espaciar las comidas y hacer solo dos o,
como mucho tres, siempre guiándote por lo que te pida
tu cuerpo.

Comer alimentos te permitirá mejorar tu sistema digestivo y sentir lo que es el hambre real, no comerás con
ansiedad ni por gula ni porque toque, más bien tu cuerpo te pedirá estar tiempo en ayunas hasta que sientas
esa hambre con claridad y puedas sentarte a comer en
condiciones.

¿Qué quiere decir tener hambre real?

Puedes experimentar hambre real cuando tu organismo
te pide tomar un pescado con una ensalada o un filete

con verduras, todo lo contrario al típico «Lo que se me antoja es comerme unas galletitas con un café con leche o una tostada con mermelada», ya que estos son productos repletos de azúcar y no tienen absolutamente nada que ver con el hambre real.

Si te acostumbras al hambre real, incorporarás en tu día a día el tan famoso «ayuno» de forma natural, pero no porque estés contando las horas con el reloj, sino porque sencillamente comerás solo cuando lo necesites. Y, de repente, te darás cuenta de que has comido dos veces en un día y han pasado doce, trece o quince horas desde la última ingesta y no solo no te ha pasado nada, sino que te encuentras mejor porque se trata de un biorritmo que también forma parte de un modo de vida que nos beneficia en todos los sentidos.

LA HIDRATACIÓN. NO, LA CERVEZA NO ES AGUA, LO SIENTO

Cuando no dejas de tomar bebidas azucaradas o un montón de café, que son productos que no corresponden con lo que nuestro organismo espera que bebamos, también estás sembrando el caos en él y, por ende, provocando una respuesta de inflamación de bajo grado.

El riñón, que es el órgano que te va a demandar que te hidrates, lo que quiere al final es agua rica en minerales. Esa debe de ser tu base para hidratarte, no te hace falta otro tipo de bebida, ni jamás, a lo largo de la evolución, hubo alternativa. Sí, lo siento, café, vino, cerveza, bebida azucarada... no son bebidas hidratantes. Más allá del agua, lo que pondríamos en la base de la pirámide de la hidratación podría ser el agua con gas o una infusión hecha con agua (no con leche de ningún tipo).

Una vez que cubres la hidratación imprescindible, por supuesto que te puedes beber una copa de vino o una cerveza, o tomarte un café (si a ti el café no te pone nervioso o no te altera), pero siempre teniendo en cuenta que esas bebidas tienen que ver con un placer o con un momento social o vital en el que compartes, celebras algo y brindas. Claro que estamos de acuerdo en que estas situaciones son importantes, pero no hay nada capaz de sustituir al agua rica en minerales por más que te empeñes en justificar que la cerveza lleva agua.

Por cierto, en cuanto a esa moda del agua con bajo residuo seco, lo que vendría a continuación en el escalafón sería el agua destilada que se usa para planchar, que es tóxica para nuestro cuerpo porque nos deshidrata.

Lo que tu organismo necesita es que haya un equilibrio entre el líquido y los minerales, así que, si bebes mucho líquido sin minerales, lo que va a provocar tu cuerpo es que micciones mucho para volver al equilibrio entre el líquido y los minerales.

QUÉ DEBEMOS BEBER PARA HIDRATARNOS

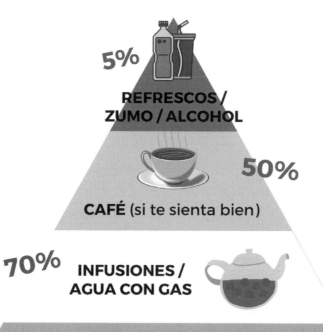

5%

REFRESCOS / ZUMO / ALCOHOL

50%

CAFÉ (si te sienta bien)

70%

INFUSIONES / AGUA CON GAS

AGUA MINERALIZADA

100%

Para mantener esto en una situación estable, busca aguas ricas en minerales con un residuo seco superior a 200 mg/l. Te sentará mejor. A poder ser, intenta consumir aguas cuya composición sea rica en minerales, como los del ejemplo que sigue. Y recuerda que esta información la encontrarás en el reverso de cualquier botella de agua embotellada.

TIPO	CANTIDAD
Residuo seco	278 mg/l
Bicarbonatos	284 mg/l
Cloruros	8,3 mg/l
Sulfatos	21,8 mg/l
Floruros	<0,2 mg/l
Calcio	60 mg/l
Magnesio	26,7 mg/l
Sodio	4,8 mg/l
Potasio	1 mg/l
Sílice	7,5 mg/l
Nitratos	2,3 mg/l

SIN EJERCICIO NI MÚSCULO, MALAMENTE

Aunque te suene raro, debemos considerar el músculo como un órgano endocrino que libera moléculas conocidas como «mioquinas», influyentes a nivel multisistémico en diferentes partes de nuestro cuerpo. Este da por hecho que va a haber movimiento, porque, por defecto, cuenta con la liberación de esas moléculas para la regulación de distintos sistemas.

Entre los más importantes que controla constan la calidad de nuestro hueso, la de nuestra piel, la capacidad de transformar nuestra grasa blanca (que no deja de ser un reservorio de energía acumulado en el abdomen, los glúteos y las piernas, sobre todo) en una grasa marrón. Esta última participa en nuestra termorregulación, un proceso que gasta mucha energía para mantener la temperatura corporal, justo lo que provoca la activación del músculo.

Por cierto, todo aquello que sea no moverte y comer mal va a desembocar en que acumules más grasa de la esencial. ¿Cuál es la esencial? Fácil, el tamaño de tu circunferencia abdominal es un indicador de que tus adipocitos blancos reúnen más grasa de lo debido. ¿Problema? Que el adipocito, la célula que acumula esa grasa, es otro órgano endocrino capaz de liberar moléculas inflamatorias que también generarán esa señal en tu cerebro de inflamación de bajo grado y de neuroinflamación que alertará tu sistema inmunitario.

En conclusión, no hacer ejercicio físico y no tener músculo es igual a más grasa y neuroinflamación como resultado.

Por si fuera poco, el ejercicio conlleva una influencia tremenda sobre nuestra función cognitiva. Por eso, el mejor plan de pensiones para vivir tu vida en la jubilación pasa por moverte para asegurarte, a largo plazo, una mente sana que no degenere, pues sería lo más triste que te podría pasar en la tercera edad, ¿verdad?

«No dejas de moverte porque envejeces, sino que envejeces al dejar de moverte».

En definitiva, el movimiento es inherente al ser humano y a su estado de salud. De hecho, se plantea como una de nuestras vías de encefalización a lo largo de la evolución. Esto significa que las capacidades funcionales de nuestro encéfalo, su tamaño y su estructura aumentaron, entre otros motivos, gracias al movimiento. Porque los humanos no somos ni los animales más rápidos ni los más fuertes, pero sí somos los más resistentes, los que desarrollamos unas fibras musculares ricas en mitocondrias, que son capaces de usar la grasa como fuente de energía.

Científicamente, se ha comprobado que este tipo de fibras musculares han participado y, lo siguen haciendo, en nuestro desarrollo cognitivo. Es la hipótesis conocida como «hipótesis de la carrera de resistencia» de Raichlen y Polk (2013), que plantea cómo la actividad física ha encefalizado al ser humano, ha hecho que nuestro SNC crezca y, por ende, que nos hayamos desarrollado como especie.

Tampoco hace falta convertirse en un deportista de élite, ni pasarlo mal, ni sufrir haciendo ejercicio, ni salir cada día a entrenar con el cronómetro calculando cuánto tardas en recorrer un kilómetro.

Una recomendación muy personal

Lo digo por experiencia propia, porque he pasado por ahí, he sido de esos que creían que tenía que ir a las Olimpiadas a final de año hasta el extremo de que, si no corría a 4 min/km, me sentía defraudado; cuando, en realidad, yo llegaba a mi casa, me duchaba y tenía que ir a trabajar como todo el mundo. De modo que me planteé para qué quería correr a 4 min/km y, por ello, he llegado a un momento de mi vida en el que te comparto una sensación que me ha permitido conectar con el ejercicio desde el máximo disfrute.

Puesto que hacer trabajo de fuerza y ganar masa muscular son determinantes, yo propongo dedicar tres o cuatro sesiones a la semana a trabajo de fuerza y un par de sesiones a la semana a ejercicio cardiovascular tipo correr, montar en bici, nadar... Personalmente, recomiendo ir a un gimnasio porque yo siempre había entrenado solo en casa y, para mí, ha sido un cambio absoluto de paradigma compartir con un grupo la sesión de ese día. Llegar, saludar, dar los buenos días, sonreír, ver cómo está la persona tras el entrenamiento del día anterior; durante la práctica saber cómo le va, ayudarlo a poner los pesos... Eso ha hecho que me levante muy feliz cada día y vaya a hacer el entrenamiento con mucha alegría.

Otro cambio que he hecho tiene que ver con la luz solar, de la que hablaré a continuación. En concreto, he dejado de salir con reloj y mirar los kilómetros para ir en busca del sol. Mi objetivo del día cuando corro es exponerme al sol, relacionarme con él y, si en un momento dado tengo que andar un rato, hacerlo. O, si llego a un paraje bonito o me paso por la playa, puedo parar de correr y no pasa nada porque interrumpa mi carrera y camine un rato descalzo por la arena al sol, dado que no estoy obligado a salir para buscar comida como antaño. Porque estoy convencido de que salir a buscar comida o agua en grupo, en tribu, también generaría este nivel de disfrute brutal que te podía permitir estar horas y horas por ahí corriendo feliz. Dado que eso ahora es complicado, lo puedes simular saliendo con un grupo, si bien cambiaría la competitividad por cooperación. Y hasta aquí mi recomendación sobre el tema del ejercicio físico.

EJERCICIO-AYUNO Y COMER-DORMIR

En este apartado lo que pretendo es que asimiles la importancia de moverte con la barriga vacía. Hay dos posibilidades con las que tu cuerpo se puede encontrar: una sería la de ingesta y otra, la de exploración. La insulina te marca si el interruptor está puesto en ingesta o si bien está en modo exploración.

Ingesta

Cuando comes, la insulina sube, lo cual indica que es el momento de almacenar todo lo que ingieres en tu hígado, en tu músculo y, si sobra, en tu grasa, en ese orden. Es un momento clave en el que todo tu cuerpo se orquesta para poder digerir de una forma óptima y ser capaz de almacenar, dado que las reservas resultarán esenciales para tu supervivencia. Fíjate que, en este contexto digestivo, lo natural es que se te cierren los ojos. «Estate quieto y almacena», te dicta tu cuerpo. Aquí, si pretendes moverte, lo tienes crudo. Primero, porque vas a entorpecer tu digestión; y segundo, porque, con la insulina alta, tu cuerpo no usará la grasa como fuente de energía. Y es que tu organismo, en ese contexto de ingesta, lo que te indica es: «Ahora que acabas de comer y estamos en abundancia, la grasa no la voy a emplear y me la voy a guardar por si mañana no tuviéramos comida, de modo que podamos sobrevivir». Solo con esta explicación ya puedes comprobar que no tiene ningún sentido querer moverte en esas condiciones, renunciando a tu mayor fuente de energía, que es la grasa, ¡100.000 kilocalorías (kcal.)!

Así es, créeme, tienes un depósito de grasa que oscila entre 50.000 y 100.000 kcal, mientras que el depósito de glucosa anda solamente en torno a las 3.000 kcal. Esto quiere decir que, evolutivamente, estamos diseñados para poder y saber aprovechar la grasa. Porque si solo dependiésemos de la glucosa, no duraríamos más que dos o tres horas y moriríamos.

Exploración

En cambio, con la barriga vacía, la insulina está baja, en modo exploración, y ahí tu cuerpo sí se pone en disposición de consumir glucosa o grasa. Poder usar nuestro principal reservorio, la grasa, ha sido algo clave para nuestra supervivencia a lo largo de la evolución.

¿De qué depende que consumas una u otra?
Depende del nivel de oxígeno que tengas. Así, si la intensidad del ejercicio es baja, es decir, puedes hablar sin dificultad mientras caminas o corres, lo que vas a hacer es utilizar, sobre todo, grasa desde el minuto cero.

Inteligentemente, cuando tienes más oxígeno, tu cuerpo tirará de grasa, dado que, por cada molécula de grasa, va a obtener ciento treinta moléculas de energía; mientras que, con una molécula de glucosa, lo máximo que puedes obtener son treinta y seis moléculas de ATP, que es conocida como la «moneda de energía» de nuestro cuerpo. El ATP es lo que nos proporciona la energía necesaria para llevar a cabo todas nuestras actividades diarias, desde caminar hasta pensar.

Ahora bien, recuerda que, si la insulina está alta, esto ya no podría suceder y se vería bloqueado el uso de la grasa, como te he explicado anteriormente.

Si la intensidad del ejercicio incrementa y hay menos oxígeno, entonces tu cuerpo empezará a usar menos grasa y más glucosa hasta que, por ejemplo, en un esprint, empleará, ante todo, glucosa y prácticamente nada de grasa. Esto se conoce como el «*crossover concept*», cruce de fuentes de energía, que vienen a ser como ecualizadores.

La flexibilidad metabólica se define como la capacidad de tu cuerpo de utilizar un sustrato energético u otro en función del ejercicio que estés haciendo. Si quieres moverte tras haber comido, ese proceso queda totalmente interrumpido. De verdad que no se entiende que nades o hagas spinning justo después de desayunar (por el riesgo de vomitar, además).

Moverse con la barriga vacía está relacionado con la salud y con respetar nuestra fisiología. Esto será igual tanto para cualquier persona de a pie como para un deportista profesional.

No obstante, en el momento de la competición y dependiendo del deporte, puede interesar comer tres horas antes para hipercompensar, pero en este libro entraré en eso. Como conclusión: lo conveniente es entrenar o bien por la mañana en ayunas, o bien cuatro horas después de haber comido.

Los entrenamientos que duran una hora, una hora y media, se pueden hacer en ayuno sin ningún problema, no vas a desmayarte, tienes reservas, segurísimo. Si el entrenamiento se alarga porque vas en bicicleta y quieres pedalear tres horas, a partir de la hora y media o las dos horas, debes consumir de 80 a 100 g de carbohidratos por hora para reponer ¡y listo! Esa cantidad corresponde a un plátano y dos o tres dátiles de Medjul, para que te hagas una idea.

La fibra muscular que nos caracteriza

Fíjate en que el ser humano se caracteriza por presentar fibras musculares lentas porque no somos ni los más rápidos ni los más fuertes, pero sí los más resistentes. Por eso la primera caza del ser humano fue por persistencia, ir detrás de un animal durante horas y horas y horas…, porque este no puede termorregularse y desfallece, mientras que nosotros sí que tenemos esa capacidad.

Ese tipo de fibra muscular, las tipo I y tipo IIa, son muy ricas en mitocondrias. Las mitocondrias son esos orgánulos que encontramos en las células responsables de la producción de energía y que son especialmente eficaces en usar la grasa como sustrato. Amamos a las mitocondrias.

Entonces, esa fibra muscular lenta que tira de la grasa es la que nos ha caracterizado como especie humana y la que a diario se relaciona con un cuerpo que está metabólicamente sano. Déjame adelantarte un beneficio sorprendente de hacer ejercicio en ayuno; cuando activamos estas fibras musculares durante el entrenamiento, también estamos mejorando nuestra función cognitiva, es decir, nuestra capacidad mental.

La ciencia ha demostrado que estas fibras liberan moléculas especiales llamadas mioquinas, como la irisina. Estas mioquinas estimulan la producción de factores neurotróficos en nuestro SNC, como el BDNF (*Brain derived Neutrophic Factor*). ¿Y qué significa esto en cristiano? Bueno, resulta que estos factores neurotróficos tienen un efecto positivo en tu cerebro, promoviendo el crecimiento y la salud de tus células cerebrales. Por lo tanto, al hacer ejercicio, no solo fortaleces tus músculos, sino que también das un impulso a esa mente que tienes tan extenuada. Por eso el mejor plan de pensiones que puedes llevar a cabo si quieres mantener tu cabeza bien es moverte.

Algo que insisto en relacionar directamente con el ayuno. No es que lo diga yo, sino que autores como Rafael de Cabo y Mark P. Mattson, en su artículo «Effects of Intermittent Fasting on Health, Aging and Disease» (2019), publicado en una revista de impacto como *The New England Journal of Medicine*, hablan de este binomio que relaciona *exercise* y *fasting*.

Esto se traduce como «ejercicio» y «ayuno», lo que viene siendo moverse con la barriga vacía tal como hemos desarrollado anteriormente.

También se habla de *eating* y *sleeping*, «comer» y «dormir», porque esa secuencia es la que concuerda, en el terreno neurovegetativo, con un proceso digestivo. Para que lo entiendas, es normal que los ojos se te cierren después de comer, incluso que te entre frío, porque el intestino reclama toda la sangre para asegurar una adecuada digestión.

LA CULPA NO ES DE LA LUZ SOLAR

Hemos llegado a acotar tanto la luz solar que solo se mencionan los rayos ultravioleta A y B y sus efectos nocivos para la piel, recalcando un efecto cancerígeno que básicamente se desarrolla si nos relacionamos con ellos de una forma errónea. Vaya por delante que no es culpa de los rayos solares, sino de nuestro estilo de vida y de la poca relación que tenemos con la luz solar a lo largo de todo el año, relegándola al verano.

Los rayos de sol son información para nuestro cuerpo, para nuestras células; son una fuente de energía. Si contemplas una salida del sol y, por un instante, piensas en lo que esa sensación te genera en el cuerpo, te darás cuenta de que el sol no puede ser cancerígeno porque es vida. Te da la vida.

Los primeros rayos que aparecen en la mañana son la luz infrarroja, la luz roja y la luz azul. La luces roja e infrarroja aumentan la capacidad de producción de energía en las mitocondrias. Por su parte, la luz azul activa el núcleo supraquiasmático regulando ritmos circadianos, diciéndole a tu cerebro que es de día; incrementa además la leptina, lo que regula tu sensación de saciedad y estimula unos receptores denominados «melanopsinas», presentes en los ojos, el tejido adiposo y la piel.

Estos rayos solares de primera hora de la mañana también son claves para la producción de pregnenolona, un precursor para hormonas tan importantes como el cortisol (sí, la del estrés) y las sexuales.

A media mañana aparece la luz ultravioleta A, que es crucial en la producción de hormonas como la noradrenalina (hormona de activación), la dopamina (hormona de la felicidad), las betaendorfinas (hormonas del placer), el óxido nítrico, que ayuda a regular la presión arterial, y la melanina, que, junto con el ácido urocánico, actúa como protector solar.

Todo ello con la finalidad de que, cuando en la franja del mediodía lleguen los ultravioletas B, que impulsan la vitamina D, tu cuerpo esté preparado para tolerar bien esos rayos solares más intensos y para producir bien esa vitamina, innegociable para un estado de salud óptimo.

Un inciso fundamental

La carencia de vitamina D está asociada a problemas en huesos, hipertensión arterial, trastornos mentales e inmunitarios y, además, es un protector contra el cáncer.

Como referencia, deberías tener la vitamina D por encima de 50 ng/ml en sangre.

Si te relacionas correctamente con la luz solar, según la latitud en la que te ubiques es probable que no te haga falta suplementarte; pero si te resulta complicado tener contacto con el sol en tu localidad, sí que te conviene una suplementación de vitamina D durante el periodo de otoño e invierno.

Conforme va pasando el día, progresivamente, como si se tratara de una obra de teatro, los actores que han hecho acto de presencia desaparecen en el mismo orden. Tras los ultravioletas B, vienen los ultravioletas A, que vuelven a disiparse y, al atardecer, ya solo nos quedan los rayos rojos, infrarrojos y la luz azul, que se esfuman tras la puesta de sol, con esos colores que tan buenos momentos vitales nos procuran.

Es innegable que el sol es una fuente de nutrición para el ser humano y para cualquier ser vivo. Desde octubre-noviembre hasta febrero, en función de la latitud, ni tan siquiera tenemos ultravioletas B. Pero la exposición al astro rey es importante, aunque sea invierno. Por eso es aconsejable que te quites la camiseta y que salgas sin las gafas de sol por la mañana, pues, de lo contrario, tu cuerpo no alcanza a entender que ya se ha hecho de día. Te las puedes poner para conducir, pero no las necesitas para ir por la calle.

El callo solar

Si te expones al sol durante todo el año, generarás un callo solar, esto es, una relación con los rayos solares que facilita que tu piel vaya adaptándose gradualmente y que reaccione a esa exposición solar. Y ese callo allana el camino para que te puedas permitir, cuando vengan los periodos de sol más fuerte, recibirlo de forma natural y retirarte cuando sientas que tu piel se va a enrojecer.

El hecho de que tu piel se ponga roja es un aviso, como si te hubieras pillado el dedo en una puerta. ¿Verdad que, si te pillas el dedo en una puerta, sabes que tienes que retirarlo? No debes tomar un antiinflamatorio para poder seguir con el dedo en la puerta. Por la misma razón, más que usar protectores solares, tienes que poder notar que el sol ya te está dando demasiado y marcharte a la sombra.

Así pues, dado el impacto que tiene en tu vida una buena relación con la luz solar, lo interesante es que te prepares para **tomar el sol sin crema solar y que, si algún día que te la has de aplicar porque te toca estar más rato y no te puedes proteger bajo una sombrilla, te la pongas como excepción.** Pero no debería ser la conducta habitual porque eso, lamento comunicártelo, es lo cancerígeno.

Otro aspecto relevante hoy en día es que hemos llegado a desarrollar alergia al sol. Son típicos los casos de rojeces, de la piel que no se pigmenta o no se pone morena... Eso es una absoluta incoherencia, sería como tener alergia al agua o a dormir, elementos esenciales para nuestra salud.

Para cerrar el círculo, te recuerdo aquí que los estados de inflamación de bajo grado están relacionados con el sistema digestivo y que, por tu forma de alimentarte, tienes un deterioro de la membrana celular, puesto que acumulas grasas de mala calidad.

Todo eso va a propiciar que tengas una pésima capacidad para resolver una inflamación. Y entonces le achacas la culpa al sol, cuando en realidad es tu cuerpo el que no está capacitado para asimilar esos rayos solares. Es un indicador que, en Regenera, hemos visto muchas veces en nuestros pacientes, pues, después de mejorar su estilo de vida, de alimentación y de salud, de golpe, su cuerpo, casualmente, ese verano, empieza a pigmentar la piel y se pone moreno y no rojo.

EL DESCANSO, ESENCIAL

Durante la noche, el descanso se erige como una acción primordial relacionada con tu reparación celular. Tanto la alimentación y el estado de tu sistema digestivo, como la relación con la luz solar y la oscuridad, sumados al ejercicio hecho durante el día, van a jugar un papel determinante en tu descanso. No digamos en el estado de tu SNC, que, como ya sabes, será fundamental, pero eso lo veremos más adelante.

El descanso en un contexto favorable impulsa mecanismos celulares que provocan la apoptosis, la muerte celular programada. Es decir, que una célula que está mal pueda morir porque es capaz de liberar moléculas que la matan en lugar de enfermar convirtiéndose en una tumoral. El otro mecanismo es la autofagia, un proceso de reparación celular y de mejora de la calidad de la célula que se produce cuando no comes, cuando haces ejercicio físico y cuando descansas por la noche. Por este descubrimiento en 2016, le dieron el Premio Nobel de Medicina al japonés Yoshinori Ohsumi.

Durante el descanso nocturno, este proceso está íntimamente relacionado con la melatonina, que aparecerá, debido a la oscuridad, por una vía. Pero hay otro modo de producción relacionado con la exposición a la luz solar, ya que los rayos solares impulsarán la producción de serotonina durante el día, y, por la noche, pasará a melatonina, la cual guarda una relación íntima con la reparación celular.

Además, por la tarde y por la noche tenemos una mayor capacidad de activación inmunitaria. Por eso, la fiebre suele aparecer a partir del atardecer, mientras que por la mañana mejora, porque el cortisol (que, te recuerdo, es la hormona del estrés) la frena.

De modo que las horas de descanso nocturnas también van a jugar un papel determinante en estos procesos de reparación. Y tú sabes perfectamente que, si un día duermes cuatro horas, te levantarás neuroinflamado, con una neblina mental, en un estado de mayor irritabilidad, falto de energía... Es una sensación muy clara que te permite identificar también la neuroinflamación.

Por el contrario, si un día te vas a dormir a las 22.00-22.30 de la noche y dejas que tu cuerpo duerma hasta las 6.30-7.00 de la mañana, verás el efecto multiplicador que tienen unas horas de descanso adaptadas al ciclo solar. Porque no es lo mismo dormir de 24.00 a 8.00 que de 22.00 a 6.00. **Cuanto más ajustado con el ciclo solar esté el horario, mejor será el efecto que produzca ese tiempo de reposo en tu SNC.**

CONCLUSIONES PARA SEGUIR TRABAJANDO

Estos cuatro puntos de la base de la pirámide van a impactar al mismo nivel en el terreno de la biología, en tu cerebro y en el estado de tu SNC, es decir, influirán en que estés neuroinflamado o no.

En esta primera parte, mi intención es que tengas en cuenta que esto deberías regularlo para que trabaje en piloto automático, para que lo pongas todo en orden, pues, de lo contrario, estás partiendo ya en tu día a día de -5 o de -10, lo cual te lo pone mucho más difícil.

Y si en el capítulo 2 te atreves a analizar conmigo tu SNC directamente para averiguar cómo podrías cambiar tu conducta, cómo tomar tus decisiones y de dónde vienen todas tus limitaciones, te irá muchísimo mejor que esos cimientos no estén contaminados por tu estilo de vida.

TU FLUJO
DE ENERGÍA

TÚ NO TOMAS
TUS DECISIONES

En el capítulo anterior vimos cómo todos los aspectos en el terreno de la biología impactan sobre tu SNC provocando un estado de neuroinflamación que determinará que estés en una situación más favorable o desfavorable. En este capítulo, me centraré en la parte superior de la pirámide para detallar cómo ese SNC tiene una repercusión tremenda sobre tu estado de salud y de energía.

Si recuerdas el ejemplo del vaso, este se puede llenar por diferentes motivos poquito a poco, pero el sistema nervioso podría colmarlo por sí solo. Si tu sistema nervioso está sufriendo, se encuentra alterado, sobrepasado, etcétera, puede llegar a condenar tu salud y a generar un estado en que se merme mucho tu felicidad hasta el punto de que enfermes. Por eso es tan importante profundizar sobre el SNC, ya que se va a desarrollar en una dirección u otra en función del contacto, la mirada y la forma en que nos hablaban nuestros cuidadores durante la infancia, porque son formas de nutrir el cuerpo.

En todos los casos, incluido el tuyo, como mínimo hasta tus siete u ocho años de vida, has formado parte de un sistema donde aprendes a ver el mundo a través de la mirada de tu padre, de tu madre o de tus cuidadores. Y eso es algo determinante que se extiende siempre al periodo puberal, hasta que el niño tiene completamente desarrollado sus lóbulos prefrontales. Así, inevitablemente, entramos en el terreno del concepto científico de la herencia emocional transgeneracional, es decir, los estados emocionales que nos relacionan con la vida y que se transmiten de generación en generación, creando unas marcas epigenéticas.

¿QUÉ ES EXACTAMENTE LA HERENCIA EMOCIONAL TRANSGENERACIONAL?

Pues, aunque te resulte difícil aceptarlo, la ciencia reconoce que puede influir todavía en tu genética aquel sufrimiento que tal vez experimentó tu madre porque vio a la suya, que para ti sería tu abuela, vivir un proceso de dolor como la pérdida de un ser querido que no fue atendido a tiempo, por las circunstancias que fuera. O por dificultades que han pasado nuestras familias vinculadas a la guerra, como hambre, muertes, encarcelamientos, asesinatos, fusilamientos, abortos, etcétera. Son trances que han ocurrido y no han sido resueltos, no han sido verbalizados, causando un sufrimiento que, generación tras generación, debido a estas marcas epigenéticas, ha dejado un rastro en tu conducta y en la forma de relacionarte con la vida.

En otras palabras, es una memoria que, básicamente, se transmite por la mirada, el tono de voz y el contacto físico. Porque, por mucho que el progenitor o la progenitora quieran transmitir a sus hijos que están felices, tú, como hijo, percibes con nitidez cuándo algo no va bien, cuándo lo que te llega es una sensación que te debilita; cuándo recibes tristeza, pena, sufrimiento... Algo no va bien y, aunque se quiera maquillar o disimular, está ahí y acaba condicionando tu estado vital, porque existe una conducta muy básica que es la lealtad hacia tus cuidadores y tus seres queridos, de modo que, cuando los ves sufrir, no puedes mirar hacia delante y seguir con tu vida, no puedes sentirte libre; has de tener un ojo como mínimo, si no los dos, echando una mirada hacia atrás para ver cómo les va a tus mayores. Te suena, ¿eh?

¿Sientes que puedes tomar decisiones libremente y mirar solo hacia delante? ¿O, por contra, diriges una parte de tu mirada a ellos y te influyen más de lo que deberían en tus decisiones? La lealtad hace que, en esta herencia emocional transgeneracional, finalmente el menor acabe recibiendo toda esa carga de forma refleja. Y es que nuestro inconsciente procesa 11 millones de bits por segundo versus los 64 bits del consciente. En otras palabras, nuestro inconsciente domina un 90 por ciento de nuestro cerebro. Si un día puedes tomar hasta 35.000 decisiones, mira la influencia que tiene tu subconsciente sobre ello. Esto es, **cuando quieres tomar una decisión, esta ya está tomada unos milisegundos antes**.

Olvídate, tú no vas a decidir nada

Lamento decírtelo, pero, en este punto, las decisiones te vienen dadas y lo único que tienes que saber sobre ellas es si te debilitan o te fortalecen. Y si algo te debilita en esa ecuación, lo identificas y, a partir de ahí, tratas de tomar conciencia para cambiarlo, porque lo que te conviene son cosas que te fortalezcan. Es inevitable, es neurofisiología, y parte de la base de que cada uno de nosotros ha visto el mundo a través de la mirada de sus cuidadores. Por ende, tu forma de ser es la que marca la neurología, es un registro neurológico que, cuando tú te enfrentas a cualquier experiencia, salta como un resorte porque te relacionas con patrones de conducta que, a lo largo de tu vida, son recurrentes. ¿Tienes la sensación de que vas viviendo la misma situación en diferentes circunstancias? Claro, te vuelve a pasar lo mismo en el trabajo, te vuelve a pasar lo mismo con tu pareja, te vuelve a pasar lo mismo con tu amigo o amiga, etcétera. Vas repitiendo esas vivencias una vez tras otra porque la vida te va a poner de nuevo delante justo eso que no eres capaz de resolver. Como bien anunció Carl Jung, «aquellos que no aprenden nada de los hechos desagradables de sus vidas fuerzan a la conciencia cósmica a que los reproduzcan tantas veces como sea necesario para aprender lo que enseña el drama de lo sucedido».

En cambio, cualquier reto para el que tengas los recursos y la capacidad de resolución necesarios, lo solventas en segundos o en minutos, no vuelve a aparecer en tu vida o ni tan siquiera reparas en él porque no te supone ningún inconveniente. Lo conflictivo viene cuando no eres capaz de estar a la altura de lo que se te viene encima. Sabes que te mueve, que te debilita y que no reaccionas como deberías, y eso sí se convierte en una verdadera limitación. ¿Y qué hace la vida? Pues la vida te lo planta delante con más intensidad, te da otra vuelta de tuerca porque, si te ofrece la oportunidad de actuar, pero tú no la enfrentas, es que aún no lo has aprendido.

Es el típico caso de que llegas a casa y piensas: «Otra vez mi jefe me ha hablado de esa manera y no le he dicho nada»; al día siguiente, volverá a pasar y ya no solo será aquella persona, sino que lo hará también otra, con más intensidad, porque la vida irá apretándote hasta que finalmente actúes ante ese patrón. En realidad, es un regalo porque te está avisando: «No te quedes ahí, que lo estás pasando mal». Igual lo llevas regular, pero has de agradecerlo e interpretarlo para saber qué es lo que NO estás haciendo tú. Te invito a no decir más «¡Qué mala suerte tengo!», deja de decir «mala suerte», deja de echarle la culpa a tus padres como un adolescente o a tu pareja o a tus jefes... No vuelvas a lanzar balones fuera porque entonces no saldrás de ahí.

Has de preguntarte qué es lo que estás haciendo o no estás haciendo a la altura de lo que te mereces como persona, qué limitación tienes; por qué, ante una debilidad de este nivel, no estás actuando como tu cuerpo te está pidiendo que actúes, qué es lo que está pasando.

Sé que lo que te estoy transmitiendo es tremendamente complicado y que con toda probabilidad no te esté gustando nada. No te pido que salgas hoy mismo a cambiar aspectos de tu vida... tranquilo, puedes tomarte tu tiempo porque, detrás de todo ello, hay unas limitaciones que son en verdad dolorosas, hay dolor. Eso duele y lo queremos evitar porque es como hurgar con el dedo en la herida.

DESDE UN CANAL DE ENERGÍA CERRADO HASTA LAS EXPERIENCIAS MÁS DURAS, EN LA VIDA TEMPRANA TODO MARCA

Científicamente, ahora ya sabes que cómo nos hablan, cómo nos miran y cómo nos tocan va a determinar la configuración de nuestro SNC y la manera en que nosotros nos relacionamos con el mundo.

Cuando hablamos de un canal de energía cerrado, nos referimos a una situación de menor impacto de entrada, como sería el caso de una mamá sufridora, triste, que traspasa a su pequeño una carga que ni tan siquiera es suya porque proviene de más atrás en su linaje. La herencia emocional transgeneracional ha dejado huella en su forma de hablar, de tocar y de mirar al hijo, desde la pena, desde un flujo de energía cerrado que no le llega, que lo debilita.

Pero, al citar las experiencias en la vida temprana *(early life experiences)*, según recoge la literatura científica nos referimos a situaciones más graves, como el maltrato físico o psicológico, ya sea con malas palabras o con abusos sexuales que, aunque te parezca mentira a estas alturas del milenio, sufre uno de cada cinco niños. Esos extremos de experiencias tempranas no dejan de ser consecuencia de un desorden en la herencia emocional transgeneracional que altera el sistema de tal manera que el niño acaba recibiendo una carga emocional que no le pertenece y que, probablemente, ni siquiera será de sus padres. Ni que decir tiene que estas experiencias en la vida temprana son las más perjudiciales para el SNC y la futura salud del adulto.

LAS TRES LEYES UNIVERSALES DEL SISTEMA DE ORIGEN

Para poder ahondar en todo esto que, seguro, te incumbe, porque nos atañe a todos, hemos de hablar de un sistema, entendido como un conjunto de elementos que se vinculan entre sí. Y el sistema más importante para cualquiera de nosotros es el familiar, tu sistema de origen.

En un sistema familiar y en un sistema de origen hay tres leyes universales de las que nos habla el alemán Bert Hellinger.

Primera ley: la pertenencia

En algunas tribus de cazadores-recolectores o en la época medieval, cuando se quería castigar a alguien, lo que se hacía era desterrarlo. Dejar a alguien solo es uno de los mayores castigos para un ser humano, hacerlo sentir que no pertenece a ninguna tribu, que no tiene lugar en la vida. Esa exclusión daña su estructura neurológica y lo hace padecer un nivel de sufrimiento alto.

Por ejemplo, tengo una paciente que viene a consulta porque está teniendo dificultades para quedarse embarazada, con la complicación agravada de que padece un trastorno autoinmunitario. En su historia, ella era la menor de dos hermanas y el padre, de modo recurrente, le decía siempre cómo su hermana lo hacía todo mejor: «Es que mira cómo tu hermana es mejor estudiante», «Es que mira cómo tu hermana juega mejor al baloncesto», «Es que mira cómo tu hermana recoge la habitación», etcétera. Es muy importante aclarar que no estamos culpando al padre porque, por la forma de amor que él ha recibido, eso es lo que le nace fomentar en sus dos hijas para prepararlas para la vida.

Aquí te traigo una constatación curiosa: te habrás dado cuenta de que muchas veces los hijos no parecen de la misma familia, lo cual es lógico, ya que no pueden coincidir dos en el mismo rol. Si tienes un primer hijo que es el responsable, ese lugar ya está cogido. Por consiguiente, el que viene a continuación tiene que ser o gracioso o rebelde o lo que sea, pero no puede ser también responsable. Y cuando viene el tercero, y el gracioso ya está cogido, o será rebelde, o tímido, rabioso, o muy poco cariñoso o muy cariñoso..., pero cada uno ocupará un rol distinto para poder ser visto.

Y esto también sucede en la biología de los animales mamíferos. El hecho de que un cachorro tenga una carita tan bonita está «diseñado» para que se mire a ese animal. Cuando se hace mayor ya nadie le dice: «Ay, qué guapo el cachorrito». Si eso ocurre con un perro, está claro que cualquier ser humano va a buscar la manera para poder ser mirado, porque esa mirada, como ya hemos mencionado anteriormente, el tono de voz, cómo te tocan o el modo en que te hablan..., todo ello va a desarrollar tu SNC. Por lo tanto, tú, como ser vivo, buscas la manera de recibir esa nutrición para desarrollarte personalmente.

Esto se traduce en que, si tienes una hermana mayor que es la responsable, y tú eres la menor, no puedes ser responsable porque ese papel ya tiene protagonista. Y si tu padre lo que entiende es que, para vivir la vida, hay que ser responsable, entonces te comparará permanentemente con la mayor. Ojo, que lo hace con todo el amor del mundo, no pretende hacerte sentir peor, pero es normal que no lo recibas así.

Cuando reviso esto en una sesión clínica, de entrada, mi paciente no es ni consciente porque, a la pregunta de «¿Cómo es la relación con tu padre?», responde que buena. Sin embargo, cuando analizamos situaciones emocionales que a ella la debilitan, conectamos con esas frases que han sido recurrentes y que la han dañado, que le han restado fortaleza y que no le han permitido encontrar su lugar.

Esto es una forma de exclusión, una exclusión menor, de bajo grado, no es ningún maltrato físico ni psicológico, pero no es necesario sufrir esos tipos de malos tratos tan evidentes para que aparezcan este tipo de conductas que hagan sentirse excluida o no mirada a la persona. ¿Qué hace mi paciente para compensar esta situación? Actuar de modo que sus progenitores, en especial su padre, se sientan orgullosos de ella. Hasta el punto de que acaba tomando decisiones que, a veces, no son las que ella querría. Por ejemplo, se encarga de realizar tareas como hacerles la compra o acompañarlos cada vez que tienen que ir al médico, etcétera.

Ahí hay una parte que está bien, pero la otra se pasa de rosca porque implica mantener siempre la mirada puesta en el sistema de origen en lugar de liberarse. En este caso, ella está pendiente de cuán orgulloso está su padre por todo lo que hace, lo cual la sitúa en un escenario emocional que tiene una influencia increíble sobre el sistema inmunitario y sobre la fertilidad.

Cuando no puedes mirar libremente hacia delante, hacia tu vida, no tengas ni la menor duda de que te va a condicionar. No te autoengañes, porque seguro que tiene que ver con lo que puedes estar viviendo todavía a menos que ya lo hayas trabajado y sanado.

No quiero concluir que solo sea esto lo que le está provocando sus problemas de salud, porque los aspectos metabólicos, su forma de alimentarse, el estado de su sistema digestivo, etcétera, también juegan un papel clave, como ya te comenté al principio. Pero sí es obvio lo que comento en esta chica que se empieza a cuidar, que lo empieza a hacer todo bien hasta el punto de que mejoran sus síntomas inmunitarios, como el dolor que sufría en las manos, pero, aun así, no acababa de resolverlo. Se trataba de una situación que, en el terreno emocional, bloqueaba su capacidad de poder mirar hacia el futuro libremente, que es lo que implica la capacidad de tener descendencia: futuro.

La perfección, otro posible trauma

Otro ejemplo se da cuando tus mayores te lanzan esta frase de «Si no lo haces perfecto, no lo hagas». Ojo, que también viene desde el amor porque lo que quieren es prepararte para la cruda realidad mundanal, pero resulta una forma de excluirte sin quererlo. En tu cabeza eso suena a «Solo te voy a mirar cuando lo hagas perfecto», lo cual es un peso terrible porque la ley de la vida asevera que el aprendizaje está basado en la prueba y el error; en tomar nota de aquello en lo que te puedas equivocar. Por ende, no tener el permiso para equivocarte te coarta de una manera que te hace sentir entre excluido y desubicado.

Al final, el niño, cuando se ha equivocado en algo, lo que hace es mirar a mamá y/o a papá para que le den su aprobación, su apoyo, y para buscar cómo seguir creciendo. De modo que esta frase de «Si te vas a equivocar, no lo hagas» conlleva que no tendrás a quién mirar y, por lo tanto, eso te cierra las puertas a crecer y a evolucionar. Es una especie de exclusión o no ubicación en tu lugar en la vida.

Estos son ejemplos en el terreno personal. Y, ya en el ámbito familiar, de generación en generación, hay situaciones que pueden estar soterradas y se convierten en un tabú, no se comparten, se censuran o se entierran deliberadamente.

En este caso, y ligándolo con los procesos de sufrimiento que el sistema de origen ha podido protagonizar y que ha ido heredando generación tras generación el sujeto, es muy habitual que, cuando existe una situación dolorosa, se esconda, no se explique, no se quiera atender y no se mire.

La técnica del avestruz que mete la cabeza bajo la tierra

Seguro que te resulta familiar la evitación del dolor por vergüenza, porque se carece de la capacidad para compartirlo, pues se cree que así se está protegiendo a otros; o porque reconocerlo conlleva tocar fondo y aboca a un nivel de abismo, de soledad y de emociones tan potente que, en muchas ocasiones, acaba convirtiéndose en un secreto soterrado muy chungo.

No atender, no mirar, genera ese secreto, que es lo que provoca realmente algo de bajo grado. Estas situaciones no resueltas se transforman en una carga en el sistema familiar que se hereda de una generación a otra. Sin embargo, cuando se incluye y se mira ese aborto, esa muerte, se habla de esa persona que se fue o de esa dificultad que se pasó, eso causa, de entrada, un escenario de mucho dolor en el que uno puede romperse. Pero hay que estar dispuesto a quebrarse, porque el dolor es una de las fuentes de información más importantes del ser humano, aunque tengas que tocar fondo y pasarlo mal.

A lo mejor tú piensas: «Eso no lo voy a mover porque sé que me va a destrozar y me va a romper». No te preocupes, cualquier momento de la vida es bueno para hacerse añicos, no hay que posponerlo mucho. «Ya lo haré cuando mejore mi sueldo». No, no pasará. Precisamente lo que tienes que entender es que, para mejorar tus condiciones laborales y tu sueldo, tienes que romperte primero. Si no te rompes ahí, no surgirán nuevas circunstancias. Ese orden es muy relevante.

Los secretos familiares, las circunstancias que no se han explicado ni hablado son la antítesis del desarrollo neurológico o de cómo nuestro SNC puede entender lo ocurrido y crecer en consecuencia. **Lo acallado, lo desatendido, no duele tanto, claro, pero incrementa muchísimo el sufrimiento, no te permite evolucionar y causa enfermedad.**

El dolor es inevitable, el sufrimiento es opcional
En el terreno de la neurología, en la pirámide, agregamos amor y dolor como fuentes de alimentación del SNC. Ya hemos citado la importancia de la mirada, del contacto y del tono de voz. Ahora te voy a hablar de cómo el dolor, que no el sufrimiento, es otra fuente brutal para tu crecimiento personal.

Todos hemos oído aquella frase de «Eso te curte» cuando alguien pasa por una situación de dificultad. Ahora bien, vamos a entender, desde el punto de vista de la neurología, la diferencia entre sufrimiento y dolor, ya que estamos de acuerdo en que te curtirá, pero tampoco hace falta que «te mate» por el camino.

Arthur Craig es un neurocientífico que ha dedicado su vida a investigar sobre cómo sentimos y habla literalmente de una acción homeostática *(homeostatic emotion)*. Se refiere a cómo cualquier estímulo del exterior va a ser interpretado por nuestro cerebro y si, a partir de ahí, entiende que está ante una situación de peligro, generará, por un lado, dolor y, por el otro, una *emotion*, del latín, «movimiento o impulso», «aquello que te mueve hacia», para tratar de buscar el equilibrio, la homeostasis, lo antes posible.

Ese peligro, en el plano físico, puede ser, por ejemplo, un traumatismo, mientras que, en el emocional, se refiere a alguna situación o persona que te debilita.

Entonces, en este contexto, la aparición del dolor tiene dos objetivos muy claros:

- *Emotion*: atender y llevar a cabo la acción necesaria para curarlo.
- Aprendizaje: identificar que esa situación/persona te hace daño y «pone en peligro tu supervivencia», por lo que el objetivo será procurar que no se repita.

Por ejemplo, si tocas algo y te quemas, llevarás a cabo la *emotion* para curártelo y aprenderás, gracias al dolor, que ya nunca más deberías tocar eso en esas circunstancias. En el contexto físico, creo que todos lo tenemos muy claro. ¡Qué bien estaría si pudiéramos hablar en el mismo sentido en el terreno emocional!

Ante una situación emocional que te debilita, que te desvitaliza, que te lo hace pasar mal, va a aparecer ese dolor, un dolor diferente al de la quemadura, claro está, pero que es más profundo e intenso que cualquier otro. De esos que te tocan el alma. Y tu sistema nervioso, ¿qué quiere? Que actúes. *EMOTION*. Quiere que te detengas a observar ese dolor, que aprendas que pone en peligro tu vida y que te muevas. Que salgas de ahí. Se trata de neurología en estado puro. Peligro, dolor y *emotion* para buscar homeostasis. Si ante el peligro, no atendemos el dolor, se acaba convirtiendo en SUFRIMIENTO porque no hay *emotion*. Nuestro sistema nervioso no entiende esta inacción. Es como si te estuvieras quemando el dedo, te doliera y ni siquiera lo miraras y, lo más grave, que no lo despegaras de la plancha. Esto es exactamente lo que sucede cuando mantienes en tu vida situaciones que te debilitan sin resolver.

No te preocupes, más adelante te enseñaré un ejercicio bien sencillo para que puedas tomar consciencia de qué te debilita. Porque sí, puede pasar que ni tan siquiera sepas lo que es. O sí, pero no lo quieres ver porque anticipas un dolor que no puedes soportar. Pero ahora sabes que el dolor, por más profundo que sea, siempre será mejor que fingir que no lo sientes porque te hará aprender y crecer. La otra opción es no mirarlo y conformarte con el sufrimiento y permitir que este te consuma poco a poco. Que sí, se puede vivir con él, pero ¿eso es vida?

Calma, que no te voy a dejar solo o sola si toda esta información está resonando en tu interior. En capítulos posteriores veremos el modo.

**PELIGRO = ATENDER EL DOLOR = *EMOTION*
(acción, tomar decisiones) = NO SUFRIMIENTO
= CRECIMIENTO**

**PELIGRO = NO ATENDER EL DOLOR =
NO *EMOTION* (inacción, no tomar decisiones) =
SUFRIMIENTO = NO CRECIMIENTO**

Segunda ley: la jerarquía por orden de llegada

La jerarquía por orden de llegada, que seguramente te parecerá de lógica aplastante, es una segunda ley muy importante para mantener el orden, y se basa en que el abuelo está antes que el padre y este está antes que el hijo; esos son los rangos. Y el flujo de la vida debe enfocarse hacia delante. El asunto es que, en muchísimos casos, el hijo quiere dictarle al progenitor cómo tiene que hacer las cosas, lo cual se viene a llamar soberbia.

En un orden natural, el mayor es el que tiene que cuidar al pequeño; por ende, supone un desequilibrio que el pequeño pueda estar tratando de cuidar al mayor a tenor de aquella lealtad que le hace volver la vista atrás y sentir la carga de ocuparse de él.

Una cosa es que, por la carga que asumiste y por esa lealtad, estés pendiente, por lo que has de deshacerte de ella porque no te corresponde; pero otra es que tú quieras cambiar, arreglar o dictaminar lo que tienen que hacer los mayores, cuando la ley manda que el mayor decida lo que quiere hacer con su vida y sus descendientes, aceptar las decisiones que tomen. Es decir, si decide que no quiere llevar el estilo de vida que a ti te gustaría y eso puede provocar que pierda la vida antes o después, es su decisión, aunque te cueste mucho aceptarlo.

Has de entender que es necesario desarrollar un trabajo personal, prestar la atención que corresponda y asumir que tú no eres la persona que tiene que resolver las dificultades de tus padres.

Es probable que todo eso te venga imbuido si, de pequeño, te involucraron en una situación que no te correspondía. Como cuando mamá o papá le hablan al hijo de lo mal que se porta su madre/padre y le dicen: «Es que tu madre es tal y hace cual, y por eso no nos llevamos bien». Eso es un absoluto desorden. No le corresponde a ningún niño, es una situación de adulto y entre adultos. Y a ti, ya como adulto, lo que te corresponde es cuidar a tu hijo y generar el escenario en el que esa carga transgeneracional esté lo más liberada posible para que tu pequeño se sienta más suelto para mirar hacia delante y poder tomar decisiones.

Este desorden puede acontecer desde el linaje materno, desde el paterno o por las dos vías. El caso es que
siempre acaba en lo mismo: cómo te hablan, cómo te miran y cómo te tocan nutre tu SNC y determina tu patrón
de conducta, ¡y lo mismo pasará con tu descendencia!

Por eso, por todo lo que comentábamos en el primer
capítulo, has de hacerlo bien, para tener todas las bases
asentadas en el momento de empezar a abordar tu transformación.

Hasta aquí, la segunda ley.

La tercera ley: la balanza entre el dar y el recibir

La tercera ley sería el equilibrio entre el dar y el recibir. El
patrón que resonará en mucha gente es el de dar permanentemente por encima de lo que es de recibo. Y más te
vale tomar conciencia de ello porque seguro que te aca-
rrea enfados, pero debes reconocer que te estás enfa-
dando contigo mismo porque nadie te obligó a que tuvieras que dar tanto, es tu responsabilidad.

Es tu responsabilidad absoluta que tú quieras dar un
80 por ciento y recibir un 20 . Y no, tú no tienes ninguna
obligación de estar dando para esperar algo a cambio,
debes dar ordenadamente y detectar si aquello que haces de una forma natural, sin forzar, es correspondido de
la misma manera, también sin tener que pedirlo. Y si no,
debes salir de ahí. ¡CORRIENDO!

Eso sí, antes de huir, has de evaluar hasta qué punto tú eres responsable de estar dando más de lo que toca. Es decir, a lo mejor ofreces más de lo que deberías y la otra persona no tiene por qué ponerse a tu nivel. Repetimos, tú eres el responsable y no deberías culpabilizar a nadie.

Muchas veces, detrás de esa necesidad de dar más de lo que recibes, existe un inconsciente que te lleva a dar demasiado para encontrar tu lugar, para sentirte incluido, para asegurarte el recibir un amor que sientes que no has percibido nunca. Pero ese no es el camino. Ese desorden no creará un escenario fácil y bonito.

En general, en los diferentes espacios vitales, hablamos de un 50/50. En tu trabajo, debes dar un 50 por ciento y recibir lo mismo; con tu pareja, das un 50 por ciento que a su vez recibes.

Solo hay una excepción, debida a la ley anterior: en el dar y el recibir entre padres e hijos, la balanza no es de un 50/50. Tus progenitores te han ofrecido el regalo de la vida y, para ti, como hijo, tu único deber es tomarla. No por el hecho de que te hayan dado la vida debes cargar con una hipoteca emocional de cincuenta años que tengas que ir devolviendo. Eso no se devuelve. Y ante una típica frase de mamá o papá como «Con todo lo que he hecho por ti, ¿y así me lo pagas?», la respuesta es: «Tú me has dado la vida y yo te lo agradezco desde lo más profundo de mi corazón, te pido perdón por las cosas en las que me haya podido equivocar y te quiero, te quiero mucho. Ahora bien, tu problema de adulto es tuyo y yo no voy a cargar con él porque no me toca».

Memoriza esta sentencia: el orden precede al amor

Si no tienes ordenadas las cosas en tu familia de origen, cuando vayas a buscar el amor en tu vida para formar tu familia, es más que probable que solo halles desorden y que el amor se trunque.

Sin duda, sobre estas leyes que acabamos de nombrar, necesitas albergar un sentimiento de pertenencia, de inclusión; tener tu lugar y esa sensación de no carga, para que puedas mirar hacia delante libremente y, en consecuencia, te muevas en un nivel ordenado de dar y recibir. El orden ya facilitará que, después, el amor sea como tiene que ser, en equilibrio. Esa será una de las condiciones que tendremos que atender en el quinto capítulo, en el terreno de la pareja.

Cabe aclarar que no estoy hablando de genética, sino de epigenética. La genética significa que tú no tienes nada que hacer al respecto; mientras que, con las marcas epigenéticas sí puedes cambiar aspectos de tu vida. Sobre todo, este capítulo pretende que tomes conciencia. Tú podrías alegar que eras muy feliz sin saber todo esto, pero en realidad no eres feliz cuando hay situaciones de tu vida que se repiten y te perjudican. Ante lo cual, no me voy a cansar de repetírtelo: sí, tomar conciencia te va a remover, pero es el único inicio del cambio.

A partir de aquí, te hago un regalo para que puedas percatarte de cómo estás, detectar qué pasa en tu cuerpo cuando un flujo de energía te debilita o cuando te fortalece, y hablar en unos términos que te van a ilustrar si estás debilitado o fortalecido, en qué momento te encuentras y cómo tu cuerpo lo siente. Para que puedas levantar la mano y reconocer: «Estoy en este punto o en aquel otro».

Vamos a hacer un ejercicio. Para un momento conmigo. Quiero que esta práctica la hagas, la sientas, porque esto te va a ayudar mucho como herramienta para entender cuándo algo te debilita o te fortalece.

La intención es simplificar aquellas circunstancias que, energéticamente, causan más impacto en tu existencia, como tu trabajo, el dinero, el tiempo libre, tu pareja, la familia de origen... Esas razones que nos mueven, que nos hacen soltar alguna lagrimilla, que nos sobrecogen. Mi pretensión es que sientas de una forma genérica porque, en el quinto capítulo, me centraré de manera más específica para plantear soluciones.

Antes de entrar con el ejercicio, quiero aclarar que esto que explico, para mí, supone un momento muy emotivo y especial en mi vida. Tanto que este libro, a lo mejor, en 2022, no lo hubiera podido ni escribir.

Esto que vas a vivir ahora es un ejercicio en el que, aunque no te encante o te dé un poquito de mal rollo, te recomiendo que te dejes llevar, no tienes nada que perder y mucho que ganar.

Ejercicio: SENTIR

Colócate en una posición cómoda. Puede ser sentado o tumbado, como prefieras. Cierra los ojos a tu ritmo, no hay ningún tipo de prisa, e incluso puedes abrirlos si en un momento dado quieres hacerlo. Te pediré que te coloques cómodamente, que te sientas libre de cambiar tu posición tantas veces como quieras para que puedas sentir toda la energía que te rodea.

Conecta contigo, con tus pensamientos y deja fuera de ti todo aquello que no sea tuyo, que no te corresponda. Permite que vengan y vayan pensamientos, no trates de evitarlos. Déjalos que estén contigo y, desde ahí, sigue mis indicaciones. Voy a contar de cinco hacia atrás y, a cada número, notarás que conectas cada vez más contigo mismo y entrarás más profundamente, poco a poco, en un estado de relajación.

- **Cinco:** Nota tu respiración. No hace falta ni que la enlentezcas, ni que la aceleres. Déjala tal cual. Percibe cómo entra y sale el aire por tu nariz. Toma consciencia de ello.
- **Cuatro:** Siente el apoyo de tu espalda y del resto de tu cuerpo. Muévete lo que necesites para reajustar tu postura y encontrarte cada vez más y más cómodo. Relaja y libera si hay alguna parte de tu cuerpo donde notas más tensión.
- **Tres:** Comprueba si hay rigidez en tu rostro y libéralo. Relaja tu cara y suelta cualquier tensión.

- **Dos:** Con los ojos cerrados, haz como si quisieras llevar tu mirada al tercer ojo, al punto que hay entre ceja y ceja, y nota cómo esto te ayuda a profundizar todavía más y más.
- **Y uno:** Repite dentro de ti cinco veces el número uno. Cada vez que lo repitas, te ayudará a entrar más y más profundamente en este estado. Muy bien, lo estás haciendo muy bien.

VISUALIZO UN ROSTRO QUE ME DEBILITA

Trae a tu mente a alguien, un rostro que te DEBILITA, a poder ser que sea de tu sistema de origen, por lo tanto, mamá, papá, abuelos, abuelas..., familiares que estén en vida o que hayan fallecido ya, no importa. Que estén por encima de ti en el sistema familiar, que no sean tu hermano o hermana ni tu pareja. Alguien que, cuando lo imagines, intuyas en su rostro tristeza o pena o que notes algo que no sabes muy bien por qué te pesa.

Tómate tu tiempo y, si te cuesta vislumbrar ese rostro, también puedes pensar en alguna escena, en algún momento de tu vida, en el que hayas notado esta sensación. Y ahora quiero que veas qué sientes en tu cuerpo, que revises, cuando ves esa cara, qué sientes en tu pecho, quizá en el estómago o en los hombros.

Quiero que te fijes en cómo, de forma precisa y concreta, te debilita. Porque tu cuerpo lo sabe todo y lo muestra en esas señales corporales que estás percibiendo.

Regálate unos momentos más para ver cómo es tu respiración y para localizar una sensación que, probablemente, ya reconozcas, porque sabes que, cuando algo te pasa, cuando algo te debilita, se te activa el estómago, o el pecho, o tal vez el cuello. Tómate tu tiempo, regístrala y sé consciente de cómo respondes cuando sientes que algo te debilita. Te dejo treinta segundos para que identifiques esta sensación.

VISUALIZO UN ROSTRO QUE ME DA FUERZA

Ahora te pediré que conectes con el rostro de alguien que te da FUERZA, esa cara de amor, esa sonrisa, esa expresión que te conecta con algo que te fortalece, que te llena de fuerza, de seguridad, de amor y de bienestar; y te sientes a gusto ahí. Igual que antes, debe ser alguien de tu sistema de origen, por lo tanto, mamá, papá, abuelos, abuelas... El hecho de que estén en vida o hayan fallecido ya no importa, insisto. Solo es relevante que estén por encima de ti en el sistema familiar. Aunque si te cuesta conectar con la cara, busca una escena que te genere esa sensación y así podrás apreciar qué pasa en tu cuerpo cuando sientes fuerza.

Seguramente, tu respiración cambia, así como tus hombros, tu posición corporal, tu pecho, tu estómago, tu sistema digestivo... Sientes que estás en otro estado, en ese en el que te gusta estar, que te da fuerza, seguridad, tranquilidad; que te hace sentir bien, en definitiva.

Cuando lo tengas, te voy a pedir que hagas un anclaje, esto es, que coloques una de tus manos en la barriga, en el pecho, quizá cerrando el puño o uniendo dos dedos... Cada cual puede elegir el anclaje que prefiera. Ahora te ruego que mantengas esa última sensación en la que has conectado con un rostro que te hace sentir lo que es la fuerza, lo que es el amor... Te llega, te agrada mantenerte en ese estado, tu cuerpo se siente bien así, tu corazón está a gusto, tu alma ahí se encuentra bien. Te dejo un minuto para registrar este anclaje, esta sensación.

Ahora contaré desde tres hacia atrás para volver a abrir los ojos. Tres, dos, uno. Ya puedes abrir los ojos. Muy bien, te felicito. Lo has hecho muy bien.

Como asegura el reconocido neurocientífico portugués António Damásio, «el cuerpo sabe aquello de lo que la mente todavía no se ha percatado».

Con esta práctica, lo que pretendo es que te lleves de este libro una herramienta para que puedas entender qué cosas de tu entorno te debilitan o te dan fuerza. Porque tú y tu mente no lo tenéis claro y tu intelecto puede buscar argumentos múltiples para tratar de fingir que aquello que te debilita está bien, cuando sabes perfectamente que te perjudica.

Por lo tanto, no hables, no dejes que el consciente argumente nada, siente. Siente para poder saber si eso es así o no y te estás autoengañando. No hay gris: o te da fuerza o te debilita. ¿Lo has sentido? Pues está dentro de ti.

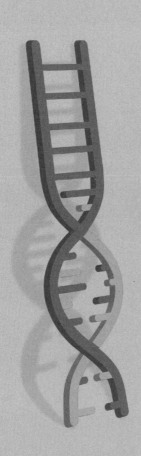

DE LA CONCIENCIA A LA ACCIÓN

¿QUÉ TIENE QUE VER TU CONCIENCIA CON EL KARMA?

TOMA DE CONCIENCIA

Con el ejercicio anterior, has podido tomar conciencia de dos cosas:

1. Qué rostro o rostros de tu sistema te debilitan

No se trata de buscar un culpable. Sencillamente, necesitas entender que esas personas, por las propias cargas que han recibido de sus cuidadores, tienen un canal de energía cerrado y a ti no te llega su amor con libertad. Recibes un peso, una mala sensación. Con este ejercicio, puedes darte cuenta de si esa debilidad proviene más desde el linaje materno, desde el paterno, de ambos o de ninguno.

Si la debilidad te llega de ambos linajes, tu flujo de energía estará más cerrado. El flujo del amor no llegará a ti de una forma fluida y libre. Esto puede ocasionar más problemas, tanto a nivel emocional como de salud en general. Puedes tener una mayor dificultad para sentirte ubicado o valorado, poseer peor autoestima o una peor capacidad de gestión ante las cosas que pasan a tu alrededor. El primer paso para cambiarlo es esta toma de conciencia.

Si solo te llega desde uno de los dos linajes, mucho mejor, porque así al menos sientes y recibes la energía del amor por parte de uno de tus cuidadores.

Recalco: no se trata de que uno de los cuidadores sea el bueno y el otro el malo, ni de que sean culpables en su forma de transmitir el amor. Como ya hemos visto, cualquier cuidador trata de transmitir el amor de la mejor manera que sabe, con las herramientas que ha recibido (o no). De hecho, a estas alturas, no va de cambiar a nadie que no seas tú. El objetivo es tomar conciencia, autorresponsabilizarte de aquello que depende de ti, abrir el corazón y poder soltar lo que no es tuyo.

En el caso de los trastornos de conducta alimentaria (TCA), en algunas ocasiones me ha interpelado una madre reclamándome que es peligroso que hable del ayuno porque su hija me sigue y tiene bulimia, anorexia o similares. Y lo que yo habitualmente contesto es que, si no mira la página del ayuno, mirará la de la dieta del limón y, si no, la dieta de la piña, etcétera. Buscará lo que quiera encontrar como sea y donde sea. Es decir, entre las personas que sufren TCA —que suelen ser chicas, pero pueden ser chicos también—, el mecanismo común es que, en cuanto a su forma de entender el mundo, no están ubicadas, no se sienten seguras o no han encontrado su lugar. Y, en estos casos, es básico revisar lo que te explico del linaje materno y del paterno. En definitiva, lo que le está sucediendo al adolescente es que no ha encontrado su sitio de dentro hacia fuera (es decir, reconfortado por un sentimiento de tranquilidad, de seguridad y de paz), y empieza a vivir y a sentir desde lo que viene de fuera sin estar seguro en su interior. Desde fuera ve y siente lo que no es, nunca mejor dicho.

En esto tiene muchísima relevancia la familia y, por ello, en cualquier TCA, el trastorno real sucede en el SNC, no es un problema con la comida. La comida es la vía de escape, pero podría desviarla hacia otros factores: hacia las parejas que vaya conociendo; por ejemplo, puede acabar con un novio que no la trate como debería, o inmersa en problemas de drogas o de alcohol. Es decir, la clave es que esa mente no ha podido hacer una interpretación correcta y, por ende, puede tomar decisiones de fuera a dentro para buscar esa tranquilidad o esa seguridad, pero la sensación de paz y equilibrio nunca se tiene que buscar desde el exterior, sino tomando conciencia interna.

2. Tomar conciencia de qué le pasa a tu cuerpo cuando se debilita

Con el ejercicio que te he compartido, te conciencias de que, cuando aparece ese dolor de estómago, esa sensación en tu pecho o esa sobrecarga en tus hombros o cualquier somatización semejante es que te está llegando algo de tu entorno que te debilita. Y muchas veces lo pasas por alto porque resulta algo tan recurrente en tu vida que ni lo habías asociado. A partir de ahora, sí sabrás detectarlo y observarás qué está pasando a tu alrededor o en ti.

Lo primero que se suele pensar: «Es culpa de mi madre» o «Es culpa de mi padre». Y no está mal que detectes que proviene de tus cuidadores, ya venga más del linaje paterno o del materno. En cualquier caso, la recomendación es que no culpes, sino que intentes comprender el contexto del cual vienen ellos, pues entonces puede aparecer la compasión, que se abra tu corazón y te preguntes: «¿Puedo hacerme autorresponsable?, ¿qué es aquello que depende de mí?». Todo ese proceso es el que te permite crecer como persona. Eso es el crecimiento personal y no las tazas con mensajes optimistas.

Si, en cambio, te estancas culpándolos a ellos («Es que tú, papá, mira lo que me has hecho») y continúas en la rabia, cierras el corazón y no puedes evolucionar. Y, sin darte cuenta, te colocas en ese papel de víctima que no te permite crecer. Reconozco que es una tarea complicada porque cuando, durante tantos años, has recibido del padre frases como «Tu hermana es mejor», «Tu hermano lo hace así», etcétera, es comprensible que albergues rabia, claro. Lo que te propongo es subir a un escalón superior que te permita entender, tener compasión, abrir el corazón y crecer. Porque la mejoría no radica en que el otro cambie, sino en que tú lo puedas interpretar de forma diferente (y más saludable para tu paz interior, que es lo que en realidad importa, pues lo que haga el otro ya no es tu problema).

Vamos a focalizarnos

Si ya has hecho el ejercicio, ten en cuenta que solo con tomar conciencia ya has dado un paso adelante desde el que, por lo menos, te puedes centrar y focalizar para trabajar en ello. Después, en el cuarto capítulo, podrás abordarlo de una manera muy didáctica con los colores del semáforo de las emociones. Y ya, en el quinto, hablaremos de cada uno de los escenarios de tu vida para que conozcas las herramientas que puedes usar sobre las acciones para ser capaz de actuar como te convenga. Al fin y al cabo, la neurofisiología está absolutamente relacionada con la psicología, no pueden separarse. La conducta y el comportamiento humano en el terreno emocional son neurología pura, mera actividad de áreas cerebrales que están desarrolladas por el contacto físico. ¿Por qué? Pues por lo que te vengo reiterando; cómo te hablan, cómo te miran y cómo te tocan determinará tu desarrollo neurológico y marcará tu conducta.

Cuando finalmente tomas conciencia y quieres variar esta situación, es porque, de repente, has hecho «eureka» y, en un clic mental, te has percatado de que estás dando el 80 por ciento en la pareja y de que te estás comportando como tu madre o tu padre. O de que te quejas porque no recibes el aprecio que deseas y te das cuenta de que eres responsable en gran medida de tu desorden, que, sin duda, vuelcas en la otra persona impidiendo que esa relación pueda ir bien. Tomar conciencia sobre qué es lo que está pasando requiere un trabajo para poner en orden la razón por la que actúas como una cuidadora, por ejemplo.

Si trabajas eso, ya hay un cambio en tu estado con certeza. En otras palabras: circulas hace mucho tiempo por una ruta neurológica que se ha convertido en un cable de un grosor brutal, pero, de pronto, has tomado conciencia de qué te debilita y te surge empezar a construir un nuevo cable.

Ser consciente te pide buscar material para construir el nuevo cable, pero hay que ponerse a ello. Si te quedas en la toma de conciencia, regresarás al cable inicial sí o sí, no lo dudes. Por eso, en el capítulo quinto, hablaremos de todas aquellas microacciones cotidianas (gracias también al capítulo del semáforo y a sus colores) que, o bien te llevan al primer cable, o bien te permiten construir uno nuevo más sano. Porque, que las microacciones se instalen en ti como un nuevo recorrido requiere mucho tiempo; es como si estuvieras aprendiendo a poner las marchas del coche y mirando constantemente a la palanca de cambio. Solo cuando esa práctica lleva un cierto recorrido, empiezas a poder conducir sin mirar la palanca y a integrarla automáticamente. Ahí acabas de transformarte, buena noticia.

LA CORTINA DE HUMO DE TUS VERDADEROS DESEOS

Como ya sabes, la teoría la tenemos todos muy clara, pero en la práctica tengo que recordarte que este proceso de transformación no es lineal. Estamos tan entrenados para no atender el dolor que nos parece inasumible en nuestro contexto del bienestar, donde queremos obtenerlo todo rápido y fácil. Por eso te creas cortinas de humo tan opacas que una persona que te observa desde fuera está viendo que no eres feliz, pero, en cambio, si habla un rato contigo, eres capaz de machacarlo con una justificación tras otra hasta convencerlo de que sí.

¿Verdad que te parecería una barbaridad que una amiga te argumentara «No, es que mi pareja solo me pega una vez a la semana»? Y, oye, te lo cuenta de tal manera que parece que hasta está bien y que él la quiere, porque estaba acostumbrada a que le pegaran cinco veces al día. Eso es una cortina de humo del espesor de las de un hotel sin persianas y, en tu caso, tú sabes cuándo tu autodiscurso está encubriendo tus verdaderos deseos. Es decir, a través de nuestra conciencia, los seres humanos podemos llegar a justificar cualquier burrada, pero cuando tienes un largo recorrido tratando a personas, sabes que esto es una cortina de humo.

Tú, como paciente, me puedes estar diciendo: «Yo estoy fenomenal...». OK, ¿y el trabajo? «Bien». (Si contestas con monosílabos, resulta sospechoso). ¿Puedes desarrollar ese «bien», por favor? «Bueno, pues que no me puedo quejar, pero sí que es verdad que no me valoran y que mi jefe...». Pues lo siento, pero no te lo compro, porque intuyo que estás autoconvenciéndote de algo que no es. Ojo que, con esto, sin ser consciente, estás volviendo a tu cable grueso. Y te lo voy a decir claro: no me cuentes historias. ¿Te debilita o te fortalece? Y con el «no me cuentes historias» me refiero a que las situaciones emocionales, cuando se te quedan ahí agarradas como garrapatas, son de bajo grado y te hacen daño. De ahí la importancia del ejercicio anterior que te he propuesto, es el antídoto para la cortina de humo, porque implica dejar de hablar, guardar silencio y sentir para ser capaz de ver si eso te debilita o te fortalece, que es lo que nuestro SNC entiende.

No intentes contar milongas porque nos pasa a todos, no te lo tomes como algo personal. Sin ir más lejos, yo, que puedo ser considerado un profesional que predica con «el perfecto estilo de vida», en cuanto que hago ejercicio, cuido la nutrición, etcétera, soy vulnerable a esto también. Todos lo somos y todos vivimos situaciones que nos debilitan. De momento, basta con que las identifiques, no te autoflageles. Reconocerlo es el primer paso para que después tomes conciencia de tus debilidades. Para que, a partir de ahí, puedas entender qué es lo que está pasando y decidir actuar al respecto. Podemos vivir algo que nos debilita durante tres meses, seis meses, un año, cinco, quince o toda la vida, tú eliges.

VÍCTIMA VERSUS AUTORRESPONSABILIDAD

Dentro de todo este entramado de flujo de energía, del linaje materno y del paterno, de la toma de conciencia y de las cortinas de humo, destaca el papel de la víctima como la figura más fuerte del sistema porque, al final, es la que, desde ese estado, acaba movilizándolo para conseguir que lo miren.

La víctima es la figura más fuerte del sistema, dado que, desde esa conducta, logra ser incluida, mirada y atendida. Es una conducta terriblemente peligrosa porque representa el anticrecimiento, la nula autorresponsabilidad, ya que, si la víctima no levanta la mano, es imposible que pueda crecer. Cuidado si tienes un cable grueso que tira hacia el victimismo porque representa un lastre tremendo, algo que te cierra a la vida. Y no quieres eso, ¿verdad?

Nada que ver, justo lo que pretendemos es abrir el flujo de energía, tomar conciencia, asumir la autorresponsabilidad, entender qué está pasando, comprender todo aquello que depende de ti. Y, en ese sentido, es asombroso cómo, cuando haces el ejercicio que te he propuesto y abres el corazón, la existencia te manda cosas bonitas. Lo contrario es una situación tremendamente cerrada a la vida, de cero responsabilidad, y no te traerá nada bueno. Cierto es que, si no eres consciente, obtienes esa recompensa a corto plazo porque, de golpe, recibes atención, te confundes y piensas que no estás tan mal ahí. No hay dolor, sino que obtienes un premio. Esto es justamente lo que va a hacer que a tu cuerpo le cueste salir del atolladero.

La conducta de víctima te mantiene en un estado de irresolución porque puedes poner excusas del tipo: «Es que mi marido, mi hijo, mi madre...», «Es que tengo muy mala suerte, es que todo me pasa a mí»... Son palabras propias de ese victimismo desvigorizante. Sin embargo, eso supone cerrarte a la vida, no asumes ninguna responsabilidad y, realmente, te va a ir mal, como si lo viera. Tu vida no puede fluir como corresponde, te frustrarás, pero ya te advierto también de que no es mala suerte, sino que estás en un estado energético en el que resulta imposible que avances y seas feliz.

Las personas instaladas en el victimismo sufren mucho, pero es que no son conscientes de que todo lo que les está pasando se debe, precisamente, a que ellas actúan así. Te repito: **deja de actuar como si tu vida dependiera de otros para cambiar las cosas, no esperes cambiar el mundo para estar en paz, elige soltar todo juicio, sean cuales sean las circunstancias externas.**

Vuelve al orden correcto: actúa tú primero, siempre va a ser un buen momento para hacerlo; no esperes a que cambien las cosas de fuera hacia dentro para que tú cambies. La premisa universal es, ineludiblemente, de dentro hacia fuera. Y la víctima por definición vive de fuera hacia dentro, por eso le va fatal, porque suele echar balones fuera.

Como nos recuerda Carl Jung: «Uno no alcanza la iluminación fantaseando sobre la luz, sino haciendo consciente la oscuridad..., lo que no se hace consciente se manifiesta en nuestras vidas como destino».

En la literatura científica, esto nos remite a la física cuántica y a nuestros biocampos, pero te lo voy a explicar de forma hipersencilla, no te asustes.

LA FÍSICA CUÁNTICA SOMOS TODOS

Los humanos, todos, tú también, tenemos biocampos energéticos que no son perceptibles a la vista, pero que, para que lo comprendas, tienen que ver con la energía que sientes cuando conoces a alguien, más allá de que no haya pasado ni un minuto para que ya tengas una percepción de esa persona.

En la naturaleza, los biocampos se visualizan, por ejemplo, cuando los pájaros vuelan todos juntos sin que intervenga la vista u otro sentido. Es el biocampo el que induce a que viajen de esa manera, girando todos juntos. O los bancos de peces, donde jamás chocan el uno con el otro en sus movimientos conjuntos.

En consecuencia, tu biocampo energético va a ser el resultado de tu estado interior, de tu estado vital, de cómo está tu alma. Lo que hemos visto en el primer capítulo influye en tu biocampo porque si eres sedentario, tienes sobrepeso, te sientes desvitalizado, etcétera, todo ello determinará que tu biocampo esté debilitado, gris. Pero lo que más determina tu biocampo es tu sistema nervioso, porque eso es lo que conecta directamente con el estado de tu alma, de tu corazón.

Si te apetece profundizar en todo este conocimiento, te recomiendo escuchar al cardiólogo Manel Ballester Rodes, una auténtica eminencia en este tema que, a mí personalmente, me fascina. En una conferencia titulada «El corazón helicoidal: implicaciones», fechada en 2020, ofrece una perspectiva integral del ser humano. En su concepción, el corazón no es solo un órgano que bombea sangre, sino un elemento central que conecta el cuerpo, la mente y el espíritu, estableciendo una coherencia entre ellos. Esta coherencia es un estado ideal en el que todos los sistemas de nuestro organismo trabajan de manera sincronizada y en perfecta armonía, algo así como una orquesta bien afinada. En este enfoque, el corazón desempeña un papel protagonista, ya que su ritmo, que puede cambiar según nuestras emociones, tiene un impacto directo en nuestro cerebro y sistema nervioso autónomo. Es más, el corazón tiene su propio sistema nervioso y produce hormonas que afectan de forma directa a nuestro estado emocional y nuestra salud.

Además, el corazón genera un campo electromagnético que se extiende más allá de nuestro cuerpo y, según el doctor Ballester, puede conectar con otros seres vivos y con el planeta mismo. Esta idea nos plantea una conexión más profunda con nuestro entorno y con los demás seres vivos, y sugiere que nuestras emociones y estados internos pueden tener un alcance más amplio de lo que normalmente consideramos.

El doctor Ballester promueve una medicina integrativa, que no se limita a tratar los síntomas físicos de las enfermedades, sino que considera la dimensión energética del ser humano. Y, de paso, defiende una educación que impulse el desarrollo de nuestro potencial en su totalidad. Según su visión, mantener la coherencia cardiaca, es decir, un ritmo cardiaco estable y en sintonía con nuestras emociones, puede mejorar nuestra salud física y mental, así como nuestra inteligencia emocional, creatividad, intuición y capacidad para resolver problemas.

Esto refuerza la idea que nos guía en Regenera de que el bienestar depende de la armonía entre cuerpo, mente y espíritu, y pone de manifiesto el papel crucial del corazón en el logro de esta armonía.

¿QUÉ TIENEN QUE VER NEWTON Y EL KARMA?

Te sorprenderá la relación de todo esto con la tercera ley de Newton, que dicta que aquella fuerza que apliques será devuelta con igual intensidad en sentido contrario. Es una ley de la física que seguramente te recuerde mucho al karma, ¿verdad?

El vocablo «karma» viene del sánscrito, la lengua primitiva originaria india, donde «karman» es el hombre que actúa, el hombre que acciona, por eso significa que aquello que hagas será devuelto exactamente en el mismo sentido. Por lo tanto, volvemos al estado de tu biocampo, al estado de autorresponsabilidad. El orden en el amor y el nivel de autorresponsabilidad, que supondrían todo lo contrario al victimismo, darán lugar a la conducta que se va a desprender de tu biocampo y que determinará tu karma. Y eso es física cuántica.

Del karma se desprende que todo pensamiento o acción generados por el hombre pensador vuelve sobre sí mismo. Según pienses y sientas, eso te volverá. Cada pensamiento es una fuerza, una energía que se pone en movimiento. Y por el principio de acción y reacción de la tercera ley de Newton, sabemos que la acción de una fuerza genera otra de la misma intensidad y en sentido contrario.

LA ESCALA DE CONCIENCIA EMOCIONAL Y ESPIRITUAL

En este sentido, te ofrezco a continuación una tabla que he diseñado a partir del libro *Dejar ir*, del doctor David R. Hawkins, que resume los distintos niveles del poder (de 600 a 200) y la fuerza (de 175 a 20) de la escala de conciencia emocional y espiritual que desarrolló como doctor en Medicina y Filosofía. Verás que cada nivel representa un estado emocional diferente y, al lado, he añadido mis conclusiones correspondientes para que puedas reconocerte fácilmente en ellos.

Venimos de una toma de conciencia sobre lo que nos debilita y lo que nos da fuerza. La idea detrás de esta tabla es que lo que nos debilita está conectado con las emociones negativas y las energías que nos afectan de este modo se encuentran en la parte inferior de la tabla, por debajo de 200. Por contra, lo que nos fortalece se sitúa en la superior, es decir, las emociones positivas y las energías que nos benefician.

EMOCIÓN	NIVEL	DESCRIPCIÓN DE DAVID R. HAWKINS EN SU LIBRO *DEJAR IR*	COMENTARIO PERSONAL AL RESPECTO
Paz	(600)	La paz se experimenta como perfección, felicidad, fluidez y unidad.	La paz te hace agradecer y entender la adversidad como una oportunidad para crecer con responsabilidad.
Alegría	(540)	Es el amor incondicional e inmutable, con una visión de belleza en todo.	Una sensación interior que te hace sonreír contigo mismo con facilidad en tu día a día.
Amor	(500)	Una forma de ser que perdona, nutre y apoya, centrado en la esencia.	Un estado de vibración muy alto que te conecta con la vida con máxima plenitud.
Razón	(400)	Capacidad de ver en abstracto, conceptualizar y tomar decisiones.	Estar abierto para aprender y recibir nuevo conocimiento que modifica el cómo te relacionabas con tu vida antes.

TE FORTALECE

TE FORTALECE	Aceptación	(350)	Energía fluida, relajada, armoniosa, flexible e incluyente.	La aceptación es una de las claves para salir de situaciones difíciles. Aceptando nuestras emociones, podemos liberarlas.
	Voluntad	(310)	Energía positiva que da la bienvenida a todas las expresiones de la vida.	Vibras con una energía que te permite accionar (*emotion*).
	Neutralidad	(250)	Vida cómoda, práctica y libre de emotividad y posiciones rígidas.	Tienes la mente abierta y flexible para recibir aquellos mensajes que te llegan.
	Coraje	(200)	Determinación, entusiasmo, productividad e independencia.	El coraje implica tomar acción y es el primer paso para vibrar en positivo. Desde él nace el impulso a la vida.
TE DEBILITA	Orgullo	(175)	Enfocado en el logro, el reconocimiento y en demostrarse superior a los demás.	Tras tu soberbia, se esconden tus inseguridades y tus miedos no expresados.

TE DEBILITA			
Ira	(150)	Energía explosiva, amarga, resentida y vengativa.	La ira siempre es contra ti mismo por permitir algo que no deberías haber permitido. Perdónate.
Deseo	(125)	Búsqueda constante de ganancia, placer y satisfacción externa.	Cuando tienes un deseo y lo persigues constantemente, a menudo se convierte en inalcanzable y puede llegar a ser una obsesión. Necesitas ponerte metas y soltar.
Miedo	(100)	Preocupación por la seguridad, inquietud, ansiedad y vigilancia.	El miedo te paraliza y te impide crecer y avanzar. El antídoto es mirarlo desde el amor y accionar sin juzgar el resultado.
Sufrimiento	(75)	Impotencia, desesperación, tristeza, pérdida y depresión.	El sufrimiento surge de no atender al «peligro» y evitar sentir dolor.

TE DEBILITA	Apatía	(50)	Desesperanza, inmovilización, sentirse un «peso» para los demás.	La apatía representa la inacción y es lo opuesto a resolver problemas. Es un nivel muy bajo de vibración.
	Culpa	(30)	Deseo de castigo y autosabotaje, remordimientos y sentimientos negativos.	La culpa te pone en posición de víctima. Es una gran forma de cerrarse a la vida.
	Vergüenza	(20)	Humillación, autocrítica destructiva y crueldad hacia uno mismo y otros.	Te sitúa en un estado de muy baja vibración. Te impide expresarte y ser tú mismo.

Es interesante que utilices esta tabla para identificar las emociones subyacentes en las situaciones que experimentas. Al reconocer lo que estás sintiendo, como resentimiento o celos, ganas de venganza o ira, puedes entender mejor lo que sucede en tu interior. Según la emoción que sientas, tendrás un estado vibracional, un estado de biocampo o un estado de energía que, por si tuvieras poco ya, te penaliza. De este modo, sabrás que, si sientes vergüenza o culpa, te penalizan por encima del miedo.

Ahora bien, no te juzgues, estás sintiendo esto ahora y punto. O sea, eres humano y lo que sí puedes hacer es trabajar para sentirte mejor. Sientes miedo, apatía, estás supertirado y perezoso... No pasa nada, toma conciencia de aquello que te debilita y de lo que sí te fortalece, ahora ya le puedes poner nombre gracias a la tabla, y empieza a actuar, pero no te autoflageles, porque ya es lo que te faltaba.

El objetivo es que tiendas a la parte superior de la tabla, a partir del coraje, porque si vuelcas esa energía en la vida, será la que te volverá como un bumerán. Cuanto más arriba del coraje estés, más entrarás en estados que te procurarán emociones positivas y un mayor bienestar, que es el objetivo final.

Para verlo de una forma optimista, piensa que las situaciones que identificas que te debilitan y te generan emociones negativas por debajo de 200 lo que pretenden es darte toques de atención para que espabiles y evoluciones. Por eso, si vas haciendo el ejercicio con frecuencia, al autoanalizarte a menudo, detectarás si te sale el orgullo, la culpa, si más bien te estás autoboicoteando... Reconocerás esas circunstancias que te debilitan y te ponen en alerta de que algo tienes que solucionar.

UN REPASO A LOS NIVELES MÁS FRECUENTES

La apatía representa la inacción y es lo opuesto a lo que hemos visto que nuestro sistema nervioso requiere para reaccionar, que es la *emotion*. La inacción, no hacer nada o quedarse inmovilizado no sirven.

El sufrimiento también surge de no atender el «peligro» y de querer evitar sentir dolor, lo que nos lleva a estados de depresión y tristeza. Pero no nos referimos a una tristeza natural, que es necesaria, sino a una de bajo grado sostenida en el tiempo.

En cuanto al deseo, por definición se coloca fuera de ti y se convierte en inalcanzable; el perseguirlo constantemente no genera otra cosa que obsesión y sufrimiento en el camino, un estado vibracional muy bajo. Recuerda que el ansia repele lo que se desea. Es mucho mejor establecerlo como una meta, algo que está a tu alcance y que te permite disfrutar del proceso. Deja ir el deseo y traza un plan de acción para lograr la meta. El objetivo es disfrutar del proceso y liberarse de la presión.

Citando a Hawkins: «Contra el miedo, el antídoto es el amor, la toma de conciencia y la acción». Y, en el terreno de la víctima en concreto, es muy potente la frase de «Amar en lugar de pedir amor», porque cuando tú das sin esperar que te amen, todo fluye mucho mejor y no proyectas sobre los demás que eres una pobre víctima necesitada de que le presten atención y le den el amor que tú no te das.

Para enfrentar el modo víctima, cuando te echas la culpa encima y te cargas con esa emoción, es importantísimo tomar conciencia, porque ahí te das cuenta de que debes perdonarte a ti mismo por haber permitido estar en un trabajo, en una relación del tipo que sea o en cualquier situación que no te satisfacía durante demasiado tiempo.

Puedes culpar al jefe, criticar a tus compañeros y despotricar contra el mundo, sin darte cuenta de que esa actitud solo te debilita y te impide avanzar hacia algo mejor. Al ser consciente de que estás en un escenario que te perjudica, ya has dado el primer pasito para aceptarlo y permitirte sentirlo.

Previamente, podrías pensar que tu jefe te debería pedir perdón, que tus compañeros te deberían pedir perdón, que todo el mundo desde fuera te debería pedir perdón para poder aliviarte, pero, en realidad, quien tiene que pedir perdón eres tú a ti mismo por no haber tomado ninguna decisión en todo ese tiempo. Perdonarte es, justamente, vibrar arriba y autorresponsabilizarte.

Cuando niegas tus emociones, te debilitas y puedes caer en la queja y sentirte una víctima impotente de la sociedad; culpas a los demás de lo que te ocurre o te deja de ocurrir. Y no es por nada, pero la culpa te sitúa en un estado de baja vibración y te impide evolucionar y tomar autorresponsabilidad, que es lo único que te va a salvar.

La cita «El juego de culpar es obsoleto y resulta ineficaz» del libro *Dejar ir* es realmente poderosa. Culpar a otros te coloca en un estado de baja vibración y atraerá cosas negativas a tu vida. La aceptación, en cambio, te trae serenidad para aceptar lo que no puedes cambiar en ese momento, pero no se trata de apartarlo de tu mente, sino de tomar conciencia y trabajar en ello.

En serio, hazme caso: deja de buscar justificaciones o de engancharte en pensamientos obsesivos para intentar entender o autoengañarte con tal de ser feliz en tu irrealidad. No, simplemente acepta que esto es lo que hay y pasa a la acción desde ahí.

Cada situación que se te plantea es una oportunidad de crecimiento, siempre que te alejes de la queja y tiendas hacia la curación emocional. Aceptar tus emociones y tomar cartas en el asunto con responsabilidad te permite elevar la vibración y conectar con un estado más positivo y abierto a las cosas buenas que te depara la vida. Así que ¡ábrete y échale coraje!

El coraje implica actuar incluso cuando surgen dificultades. Es una línea que separa los pensamientos y las emociones negativas, y, cuando te sumerges en una situación difícil, el coraje puede aparecer como el ave fénix y conectarte con un impulso hacia delante.

Después de alcanzar el coraje, llegamos a un nivel de estados emocionales que Hawkins denomina «poder» y que en nuestro ejercicio se corresponde con las cosas que te fortalecen porque nos conectan con un estado vibracional más alto y nos permiten relacionarnos con el mundo de una forma positiva. La aceptación es una de las claves para salir de situaciones difíciles. Aceptando tus emociones, ya sean culpa, miedo o ira, puedes liberarlas y modificar tus acciones para avanzar.

Recuerda que aquello a lo que te resistes persiste. El primer paso para evolucionar este estado emocional que te hace vibrar tan bajo es sentirlo tomando conciencia para poder permitirlo y aceptarlo. Solo desde ahí podrás dejarlo ir.

EL YIN O EL YANG, TODO NO SE PUEDE

Ahora voy a contarte una verdad poderosa que puede golpearte con fuerza, pero es necesario asumirla con valentía: la escala de la conciencia emocional es como el yin y el yang, no puedes estar simultáneamente en un estado de amor y odio, generosidad y tacañería, apatía y acción, miedo y valentía, ira y paz, rencor y reconocimiento. Tú puedes alegar: «No, yo no tengo ira». Y yo te contesto: «Ya, pero no tienes amor. Si no tienes amor, tienes ira». La mala noticia es que no, no puedes estar en las dos a la vez, o estás en la vibración baja o en la alta.

Entiendo que cuando hables de lo que te está debilitando, te resulte crudo reconocer el estado emocional que vibra tan bajo, esa parte de ira o de rabia o de querer vengarte. Pero es mejor dejar de negarlo y reconocer que estás atrapado en emociones destructivas porque aceptarlo te permitirá conectar con una energía más elevada que no te hunda en el victimismo.

Si deseas avanzar, crecer, es fundamental reconocer tus emociones y el estado en el que te encuentras. Es como despertar. Vale que supone todo un reto, pero enfrentar esa realidad te dará una mayor conciencia de quién eres y cómo te afectan tus emociones.

En los niveles de vibración más altos, como el amor, la alegría y la paz, eres capaz de alejarte de lo que tienes y de lo que haces en esta vida para conectar con lo que eres, con lo que sientes. En tus conversaciones, tus cosas materiales (tener) y lo que haces en tu día a día (hacer) dan paso a hablar sobre lo que sientes y cómo lo sientes (ser). Esto es algo con lo que solemos conectar ante la pérdida de un ser querido, como hablaremos más adelante. El corazón y el alma van siempre por delante de cualquier otra cosa.

LA VIDA SÍ QUE TE HABLA CLARO

Cuando tomas conciencia de esos estados emocionales y de cómo vibra tu biocampo, sin lugar a dudas, puedes detenerte, interpretar y dar sentido a las situaciones que la vida te pone delante. Pregúntate: ¿qué me está queriendo decir la vida con esto? Por ello, para mí, la definición de felicidad pasa por agradecer todo aquello bonito que la vida te da y por aceptar todo lo demás que te quita. Estas dificultades, desde la autorresponsabilidad, se convierten en una oportunidad para aprender y crecer.

En este sentido, cuando no me gusta lo que me llega, soy capaz de detenerme y preguntarme qué quiere decirme la vida con ello, qué puedo cambiar o cómo puedo evolucionar para que eso no vuelva a pasar.

Aquí te vuelvo a recordar la cita del psicólogo Carl Jung cuando pronostica: «Aquellos que no aprenden nada de los hechos desagradables de sus vidas fuerzan a la conciencia cósmica a que los reproduzca tantas veces como sea necesario para aprender lo que enseña el drama de lo sucedido». O sea, no te queda otra que alinearte con la conciencia cósmica, con la energía y con el biocampo, porque, de otro modo, la vida te va a poner en esa situación una y otra vez. Esta frase supone entrar de pleno en el dolor, en el abismo, lanzarte a tocar fondo. La parte positiva es que cuanto más grande es lo que sueltas, mayor es lo que te va a traer la conciencia cósmica, la vida. Y esa premisa se cumple siempre.

En ocasiones, la vida golpea muy fuerte. Cuando pierdes a un ser querido, es difícil aceptar lo que la vida te quita. Realmente, nos podemos encontrar con situaciones diferentes según cumplan o no el orden de llegada al sistema. No es lo mismo perder a un padre que a un hijo.

En la línea de lo que te vengo enseñando, aquí lo que corresponde es parar y mirar ese dolor para poder sentirlo. Recuerda que el dolor es una potente herramienta para nuestro crecimiento. Sí, es ese dolor que te atraviesa el alma, ese que te paraliza, ese que te hace bajar a lo más profundo de tu sombra, a atenderla y, por consiguiente, a tomar consciencia de esas áreas oscuras que impiden tu crecimiento como persona. Ese es el dolor que, una vez seas capaz de integrarlo y evolucionarlo, generará en ti una de las transformaciones más potentes que jamás podrás experimentar. Transita todo lo que necesites por la culpa, la apatía, el sufrimiento, el miedo y la ira. Ahora bien, poder aceptar desde el amor y agradecer todo el tiempo vivido juntos es el camino para encontrar la paz. Conectar con este estado de vibración supone acoger que esa transformación es el mayor regalo que ese ser querido te ha podido hacer.

PERO ENTONCES ¿QUÉ HAGO? ¡MUÉVETE!

Como ya viste, tu sistema nervioso solo va a entender que ante situaciones que te debilitan haya una *emotion*, que actúes. Así que ahora que ya has podido tomar conciencia, toca moverse. Habrá esferas de tu vida donde estarás en una situación correcta y no habrá que atender nada; o bien estarás en una en la que están sucediendo cosas que te debilitan y no estás atendiendo (ya te anticipo que esta situación es tremendamente dañina para tu sistema nervioso); o bien, habrá algo que atender y, ahora que tomas conciencia, estás decidido a mirarlo.

Nadie va a juzgar si esa acción que te sale está bien o mal porque no habrá nada que esté bien o mal. Créeme, lo que cuenta es que lo hagas. Una vez que hayas actuado, veremos si allí donde vas a parar te debilita o te fortalece, y así sucesivamente hasta que esa acción te lleve por fin al lugar donde tú quieres estar, donde puedas sentir tu fuerza. Tu sistema nervioso lo único que no entiende es la inacción.

Si actúas solo puedes mejorar o aprender.

Si te mueves, conectas con la vida y cambias esa frecuencia de aquello que te debilita; si no lo haces, solo verbalizas cortinas de humo para justificar tu inacción y mantenerla en el tiempo, y vas a enfermar inevitablemente. Esto es lo que más impacta, por encima de cualquier cosa, en nuestro estilo de vida. Si no está en orden, nuestro cuerpo está condenado. Así que es hora de tomar decisiones.

TOMAR DECISIONES CON RESPONSABILIDAD

Hay que definir con precisión qué quiere decir tomar decisiones. Para ello, deben cumplirse tres condiciones que determinan que una decisión está a la altura de lo que te mereces:

1. A tiempo

No te sirve que alguien te diga algo que te incomoda, te vayas a casa apesadumbrado y en vez de responder en ese momento, tomes la decisión al cabo de cuatro horas. Porque la intención ya no está donde tiene que estar. Y el fin de este libro es que tomes conciencia y la decisión sea al momento, automática.

No pasa nada si te sucede eso ahora. De hecho, nos ocurre a todos y muy habitualmente. Pero por lo menos has de ser consciente y darte cuenta cuando no dices lo que debes en el momento que toca. Debes percatarte y entrenarte para que cada vez seas más preciso.

Lo contrario es soltar las cosas fuera de lugar o «sin pensar». Es muy importante mantener el centro y poder expresar aquello que quieres decir desde el máximo respeto.

Una recomendación: cuando sientas que algo te debilita y consideres que debes hablar, te aconsejo que empieces contando qué es lo que te hace sentir aquello que estás escuchando. Ante una frase como «Es que no haces tu trabajo bien», quizá respondas con «Es que tú a mí no me dices cómo lo tengo que hacer» entrando en un cruce de acusaciones que no te lleva a ningún sitio. Mientras que es mucho más constructivo si matizas: «Cuando me dices eso, me hace sentir mal, pero asumo mi responsabilidad porque nunca me he detenido a preguntarte cómo querías que hiciera mi trabajo, ¿me podrías decir, por favor, de forma precisa, qué sería para ti hacer mi trabajo bien? Si me lo describes, no dudes que lo haré tal cual me pidas. Muchas gracias».

2. A la altura

No puedes permitir que alguien te esté hablando con cierta intensidad y que tu respuesta vuelva con tres puntos menos de energía. Debes estar preparado para poder actuar con la misma intensidad que te llega para poner el límite.

Cuando te encuentras ante una situación desafiante, es importante que, con calma, reconozcas las emociones que te provoca y, después, te pongas en tu sitio. Vibrar alto también incluye establecer límites y no permitir que otros abusen de ti. Lo ideal es aprender a responder con una acción verbal firme y concisa para demostrarle a quien se propase que hay un límite que no debe cruzar. Si en general mantienes una vibración alta y calmada, es muy probable que, al elevar la voz ocasionalmente, ya le dejes claro que ha cruzado una línea roja y que no lo vuelva a hacer. En contraste, si te encuentras en un estado vibracional bajo, donde habitualmente tiendes a la ira, a perder el control y a hablar alto o agresivamente, esto en general jugará en tu contra a la hora de reivindicar tus límites.

3. Especifica

Si necesitas actuar sobre algo que esté aconteciendo en este momento, si tienes que echar la vista atrás un mes para justificar tu decisión, es que algo no va bien. «Es que hace un mes que hiciste X». Pues si hace un mes que lo hice, me lo tendrías que haber dicho entonces. Si tú te lo «zampaste», es responsabilidad tuya. Yo, sencillamente, estoy actuando así en este momento porque lo que está pasando ahora no me parece bien y no tiene nada que ver con el pasado. Es decir, ponte en modo autorresponsabilidad cuando te cueste ser específico y tengas que remontarte a reproches de la prehistoria para justificar tu reacción actual.

Te hace falta cumplir estas tres condiciones. Puedes estudiar la familia de origen, aprender a sentir debilidad, fortaleza, a asumir esa toma de conciencia y todo lo que te propongas. Pero, si no lo aplicas en tu vida y, por ejemplo, cuando vas otra vez a tu trabajo, no cambias nada y continúas cayendo en lo mismo, es que algo no estás haciendo bien y no tiene pinta de ir a mejor.

EL SEMÁFORO DE LA VIDA

Te diré que es exageradamente habitual identificar en el proceso de diagnóstico que una situación emocional se correlaciona con el inicio de un trastorno autoinmune y de otras muchas patologías. Incluso, si le damos la vuelta, con buenos hábitos alimentarios y haciéndolo todo a la perfección, no deja de ser complicado cuando el SNC es el que está atascado, porque eso determina de forma radical nuestro estado de salud. O a la inversa, si comes mal y tu estilo de vida es un desastre, no dudes que, al final, acabarás pagando las consecuencias, pero, si el SNC está tranquilo y alineado, será más difícil que desencadenes una patología.

LOS COLORES
DEL SEMÁFORO DE LA VIDA

Como estamos hablando de cuadros complejos, vamos a usar «el semáforo de la vida» para que, al hacer el ejercicio de tomar conciencia e identificar tu emoción, puedas adjudicar sus colores a tu estado vital. Con esta herramienta sabrás de una forma clara y precisa dónde te encuentras y hacia dónde quieres ir, buscando la felicidad y ese estado de alineamiento. Ahora bien, he de aclarar que se trata de algo completamente dinámico, no es que puedas concluir «mi vida es de color verde». Si respondes eso, date cuenta de que te estás engañando. Solamente puedes poner el color a un escenario en tu vida, uno por uno, no a la totalidad. Si lo que te llega al hacer el ejercicio sobre un asunto es que te fortalece, entonces le adjudicarás el color verde; pero no tienen por qué ser verdes todos los escenarios. Es más, difícilmente lo serán todos los aspectos de tu existencia, aunque es nuestra intención con este libro.

Por ejemplo, tú identificas que tu trabajo es de color verde porque sientes emociones positivas, o sea, un estado vibracional alto, lo que te llega te fortalece. Estás motivado. Estás feliz. Estás contento. Estás alineado. Vale, pero ¿y lo demás? Has de repasar los diferentes escenarios de tu vida e ir atribuyendo un color a tu pareja, a tu familia de origen, a tus relaciones sociales, a todo lo que te desarrollaré en el último capítulo, donde repasaremos juntos cada área y te plantearé soluciones, pensamientos y reflexiones sobre lo que sería conveniente vivir en cada una de ellas.

El verde es un estado vibracional alto y te llega con fuerza, lo tienes claro. Al igual que ves cuándo algo te debilita, cuándo una situación te hace sentir un estado vibracional bajo, donde surgen emociones que te duelen, que tu cuerpo siente como un «peligro». En esas circunstancias aparece el sufrimiento y, en general, predomina la inacción porque llevas tiempo en ese estado sin salir del pozo. Incluso sueles negarlo y colocarte como víctima; si tiendes a todas estas emociones negativas que hemos estado viendo anteriormente, esto, en el semáforo, sería un amarillo con letras de neón.

La clave es reconocer en cuántos escenarios de tu vida estás en ese amarillo, que es aquello que, por sí solo, mantenido en el tiempo, te llena el vaso, por lo que puede enfermarte. Si tienes activado tu eje de estrés demasiado tiempo, es muy probable que se acabe saturando y que afecte a la regulación de tu sistema inmunitario y, cómo no, a tu estado de energía. Esto se traduce en que descanses mal por la noche, te levantes apático y sin energía, aparezcan síntomas en la piel y en el sistema digestivo como ardor, acidez, reflujo, hinchazón de barriga, SIBO (sobrecrecimiento bacteriano en el intestino delgado), estreñimiento o diarrea; o bien desarreglos en tu menstruación, migrañas, dolor de cabeza, articular y cualquier otra enfermedad que se te presente. Si, además, no llevas bien ninguno de los aspectos de los que hablamos en la base de la pirámide, es decir, tu alimentación, la hidratación, el ejercicio, el descanso, la relación con el sol, etcétera, quizá el vaso ya se esté desbordando. Y, entonces, solo con que este amarillo esté ahí instalado de forma crónica sin resolver, no te quepa duda de que vas a enfermar.

Trabajar sobre el amarillo

Te pido que trabajes sobre este amarillo. Llegados a este punto ya te he ido perfilando el recorrido de cómo lo vas a hacer. Tras tomar conciencia con el ejercicio, identificas la emoción en la tabla y luego reaccionas.

Fundamental: no niegues la emoción porque eso te hará vibrar muy bajo y atraer la «mala suerte» en tu vida. En vez de negarla, acéptala y deja que esté ahí para ver en qué momento puedes empezar a actuar, a conectar con tu emoción. De lo contrario, te advierto que corres mucho peligro. La inacción es algo incoherente para tu SNC. Porque este te pide salir del amarillo, que, como vimos, neurológicamente, se caracteriza por el sufrimiento, que tiene la manía de tirar de ti hacia las malas vibraciones: la culpa, la apatía, la rabia...

Todo ello está muy vinculado al apego, a la dependencia, a no ser capaz de soltar. Es algo que produce mucho gasto de energía en vano. Resulta mucho mejor que te esté persiguiendo un león. Infinitamente mejor para tu cuerpo. No te haces a la idea de lo maravilloso que es que te siga un león y que te pongas a correr en comparación con el amarillo. Porque es una absoluta ruina, es desastroso, sin lugar a dudas.

Por lo tanto, ¿qué te está pidiendo tu sistema nervioso? Que una vez que aceptes y tomes conciencia, observes qué pasa; y, solo con eso, ya estás permitiendo que la neurología fluya, porque, como te comenté, si hay peligro, aparece un dolor como señal para que lo atiendas a ver qué sucede y, ahí, reside la emoción subyacente. Mientras que, si te mantienes en el amarillo, lo que haces es volver la vista hacia otro lado, corriendo cortinas de humo. Lo típico que pasa cuando te preguntan qué tal y respondes con un lacónico «bien», pero sabes que nadie se lo cree, no cuadra. ¿Verdad que notas cuando preguntas a alguien «qué tal» y te responde algo evasivo y superficial que no te crees ni de broma? En cambio, con una persona que no solo lo verbaliza, sino que ves que brilla de verdad, piensas: «Mira, ¡qué buena energía desprende!». Eso es lo que deberíamos pretender todos, estar en ese estado, en verde. Cuando sientes fuerza, empoderamiento, seguridad, disfrute, felicidad…, esas palabras que te revitalizan, es que estás en verde.

En cambio, en el color rojo te enfrentas de pleno a eso que te provoca una sensación de abismo, ese dolor que te desgarra el alma, que te pesa en el corazón, que duele mucho más que si te aplastaran el dedo, porque toca todo lo más profundo de ti, de tus entrañas.

De cabeza al rojo

Cuando por fin sueltas el amarillo, te vas de cabeza al rojo. Y sí, es muy duro. Cuando haces la toma de conciencia, aceptas y decides soltar, tocas fondo, muerdes la tierra, aparecen situaciones muy duras emocionalmente. Pero ese es el escenario en el que tu cuerpo va a poder por fin aprender, darse espacio y coger aire puro para salir del pozo y generar una solución más favorecedora para tu salud. Un anticipo, por si te ayuda, es que, al soltar el amarillo, te vendrá algo más bonito y cuanto más grande es lo que sueltas en amarillo, mayor será lo que recibirás en verde una vez pasado tu duro periodo por el rojo. Y esto es inevitable porque, si sueltas el amarillo, a raíz de tu aprendizaje, llegarás a escenarios en tu vida en los que vas a elegir más favorablemente que antes, cuando estabas condicionado por tus patrones, tus conductas y actitudes a la hora de tomar tus decisiones.

El mensaje de la vida es: «Con lo que tú sabías antes, elegiste algo y pasaste a un amarillo; pero ahora te estoy avisando de que esto es un amarillo, si tú lo sueltas, gracias a ese periodo que has pasado ahí, poseerás los recursos suficientes para poder tender hacia ese rojo y luego elegir más favorablemente para llegar a un verde más brillante».

Lamento anticiparte que no, no se trata de que estés en un amarillo, pases al verde y no vayas a volver al amarillo nunca más. No, no puedes tener la certeza de que, si pasas por el rojo, ya sea todo verde para siempre. No, estate atento, trabájate, lee detenidamente el libro, entiende qué emociones aparecen y de dónde vienen. Cuanta más conciencia tomes, menos posibilidades tienes de volver al amarillo. Pero si no estás alerta ni sigues revisando tu vida con el ejercicio de tanto en tanto, caerás de nuevo en el amarillo. ¿Por qué? Porque todos podemos tropezar dos veces con la misma piedra. Por eso, con estas páginas, lo que pretendo es que no tropieces tantas veces con la misma, sino que lo hagas con otra. Y que instaures en tu forma de vivir un ciclo en el cual, del verde, a poder ser, pases lo antes posible al rojo, en las escenas que notes que te están debilitando para poder regresar a un verde más brillante.

La ecuación óptima es que estés en el verde y cuando te venga una situación de dificultad, puedas ir directamente al rojo y atender ese dolor sin tener que pasar por el amarillo. Esa toma de conciencia, esa autorresponsabilidad y ese autoperdón te llevarán a un verde más brillante.

Por eso este libro va dedicado al amarillo, a todas esas personas que todavía están en amarillo, en todos esos escenarios que los seres humanos pasamos inevitablemente, para que dispongas de herramientas con las que poder salir de ahí.

Por contra, mantenerte en el amarillo hará que tu verde cada vez brille menos. Que tú, en definitiva, cada vez brilles menos. Y hazme caso, tú y cada una de las personas de este mundo pueden brillar con mucha intensidad. Se trata de tomar conciencia, aceptar y accionar. Tan fácil y tan difícil a la vez. ¡Vamos!

Tender al verde brillante

Un símil para entendernos: en el verde, tenemos sol. Y, en un momento dado, vendrá una situación tormentosa que podremos afrontar como una alarma en rojo. Atendiendo el dolor y actuando *(emotion)* a tiempo, de forma específica y a la altura, podremos volver a ese sol lo antes posible habiendo aprendido de la tormenta. Que venga la tempestad todo lo fuerte que quiera! Porque así el verde cada vez será más brillante. Y es que ese verde luminoso significa que le has demostrado a la vida que estás dispuesto a transformarte. «Tú me pones estas pruebas por delante, yo las voy a atender y voy a actuar, aunque tenga que soltar lo que haga falta. Estoy dispuesto a hacer lo que sea necesario».

En cambio, el amarillo es como un cielo nublado permanentemente. Esas situaciones de vida que nos incordian y se cronifican. El amarillo nos alerta de circunstancias irresueltas que se repiten y que, por casualidad, la vida te seguirá poniendo por delante hasta que generes por fin un cambio a ese sentido. Cuando detectes que algo te debilita, trata de hacer microacciones y tomar decisiones en la vida, reaccionar en el momento adecuado, a la altura y de manera específica. Esto te colocará en un verde más brillante y supondrá un crecimiento.

Observa en qué color está cada escenario de tu vida y decide, pasa a la acción. Pero ten esto en mente: tienes que poner de tu parte para tender hacia un verde más brillante. Si esa premisa no se cumple, no estás viviendo tu vida como te mereces.

CONSEJO. Aplica el mantra: «Me comprometo a hacer todo lo que sea necesario para atender el rojo».

Ten en cuenta que el compromiso es una herramienta mucho más potente que el deseo. Además, «Hago todo lo que sea necesario» es una frase muy potente, apunta muy lejos. Quiere decir que estás dispuesto a llorar, a tocar fondo, a estar hundido, a palpar el dolor, a sentir soledad. Lo que haga falta. Si tienes que soltar, sueltas; si no tienes que soltar y has de actuar en otro sentido, lo haces. «Me comprometo a hacer todo lo que sea necesario para atender el rojo, de modo que mi verde cada vez brille más».

Con el ejercicio «Sentir», pudiste identificar qué sensaciones experimentaba tu cuerpo cuando se debilitaba y cuando se fortalecía. Este mantra tiene la finalidad de recordarte que solo tú eres responsable de tomar acción respecto a todo aquello que te debilita en tu vida. Para ayudarte en el proceso, te traigo un pequeño adelanto de los aspectos a los que hay que prestar especial atención.

La tríada trabajo-dinero-tiempo libre. En esta ecuación, la relación que tienes con el dinero, con tu trabajo y con lo que aceptas «a cambio de» da muchísimo de sí. Es un escenario que deberías revisar si te causa sufrimiento.

La familia de origen. A estas alturas, ya tendrás identificado cómo son tus flujos de energía. Cada vez que notes un canal cerrado, trata de identificar aquello que te pueda influir, porque eso determinará cómo te relacionas con el mundo; abrir un canal te permitirá que interactúes con tu entorno de otra manera. Este sistema habrá que atenderlo siempre y más concretamente cuando haya emociones como rabia, frustración, tensión, culpa, angustia por el pasado... para poder conectar con otras como la aceptación o el amor, aunque no te resulte fácil.

La pareja. Se trata de elegir a la persona que va a formar parte de tu nuevo sistema. ¿Cuántos factores influyen en esa elección? ¿Sientes que te han explicado las herramientas para entender cómo se debe gestionar una relación de pareja? Efectivamente, estamos ante la persona con la que más tiempo vas a compartir y con la que tomarás las decisiones más importantes de tu vida. Se trata de dos personas con dos historias que deben crecer y evolucionar juntas, o al menos esa es la teoría. Una misión nada sencilla. ¿Te suenan los amarillos en este escenario?

VAMOS AL GRANO

Examen de conciencia. ¿Hay amarillos en tu vida? ¿Sí o no?

¿Por qué lo sabes? Porque te debilita y no te fortalece. No hay vuelta de tuerca, no pretendas justificarme nada. No se te ocurra decirme: «Carlos, yo creo que tengo un amarillo, pero a lo mejor... no sé si es un amarillo». Es amarillo, no te cuentes milongas, tú lo sabes mejor que yo. No busques excusas. No pasa nada, simplemente lo es. Acéptalo y a por ello.

La parte positiva es que, cuando sabes que tienes un amarillo en tu semáforo, eres consciente de que deberías detenerte y admitirlo: «Es amarillo, lo reconozco, lo identifico y voy a ver qué puedo hacer con ello porque me debilita. Voy a ponerme manos a la obra y no le echaré la culpa a nadie de fuera, detectaré qué es lo que no estoy haciendo para que la vida me continúe poniendo lo mismo permanentemente ante mis ojos».

DIFICULTAD PARA SOLTAR: LEALTAD, MIEDO, PENA Y CULPA

Ahora, con los colorcitos, puedes pensar: «Pues en vez de al amarillo, me voy al rojo, que no pasa nada». No, verás. No es tan sencillo. Hay cuatro factores que te frenan a la hora de ir al rojo, en los cuales radica la parte tosca.

El primero es **la lealtad**, ese sentimiento que nos impide presenciar el sufrimiento de nuestros cuidadores y vivir nuestras vidas de manera libre. Es un amor incondicional, desde el menor hacia el mayor. Cuando presenciamos el sufrimiento en nuestras raíces, parece que no nos queda más opción que compartir y sufrir con nuestros mayores. Esto nos mantiene estancados en el amarillo. Por lo tanto, es importante tomar conciencia y actuar sobre estas situaciones para liberarnos. Tienes derecho a soltar amarras.

El segundo es **la pena**. A veces, sabemos que lo mejor para nosotros es dejar ir una relación de larga duración o un trabajo que ya no nos beneficia, pero una sensación de pena nos invade y nos impide tomar esa decisión y dejar que llegue el dolor. Déjame decirte que soltar y permitir que la otra persona experimente su propio dolor es uno de los actos de amor más grandes que podemos hacer; nos liberamos a nosotros mismos y también propiciamos que la otra persona atienda su propio dolor y crezca. Será mucho mejor lo que venga que mantenernos en una situación en la que la energía no fluye.

El tercer factor que nos bloquea es **el miedo**. Evolutivamente, el miedo nos ayuda a sobrevivir y evita que hagamos chorradas que nos abocarían a la muerte. Sin embargo, el miedo puede ser terriblemente paralizante y generar un abismo interno que nos remueve en lo más profundo de nuestro ser.

Aunque te parezca paradójico, debes comenzar a permitir que el miedo esté presente en tu vida. Si es necesario, tienes que tocar fondo y llorar, porque esa es la clave para seguir avanzando. Vivimos en una sociedad que se empeña en evitar el miedo a través de medicamentos, antidepresivos y ansiolíticos para evitar que el vacío se apodere de nosotros. Pero es necesario que el miedo fluya y nos atraviese.

El miedo no debe invalidarte, sino avisarte, protegerte y motivarte. No debe paralizarte ni evitar que actúes. Es esencial expresar y compartir tus miedos para entender qué lugar debes darle en tu vida. Porque, al no expresarlo ni compartirlo, nos limitamos a nosotros mismos. Querer hacerse el valiente cuando tienes miedo es la peor de las elecciones, porque lo único que puede pasar es que se instale todavía más en tu interior para hacerte vibrar muy bajo. El antídoto para el miedo es la aceptación, el amor y la acción. Mejor actuar y equivocarse que quedarse parado, porque el error de la prueba forma parte del crecimiento. Además, es crucial dejar de repetir estereotipos y prejuicios que menosprecian el miedo, especialmente en el caso de las figuras masculinas. Estamos hartos de mensajes como «Eres un miedica» o «Eres un gallina». Estos topicazos nos impiden darle al miedo el lugar y el espacio que le corresponde en nuestras vidas. Porque el miedo nos invita a movernos para cambiar algo.

Y el cuarto y último es el sentimiento de **culpa**. Como no eres capaz de autorresponsabilizarte de algo que está pasando o que pasó en el pasado, eso te coloca, automáticamente, en el lugar de víctima. Además del nivel bajísimo de energía que te provoca, no puedes soltar ese amarillo que tienes ante ti, abrumándote. El camino está muy claro: «Me responsabilizo de aquello que no supe hacer de otra manera, pido perdón y me perdono a mí mismo». Soltar la culpa es abrirse a la vida.

De manera inconsciente, si nuestros mayores no atendieron su propio dolor, es probable que nosotros tampoco lo hagamos. Si ellos sufren, nosotros sufrimos con ellos. Esta carga no resuelta se transmite de generación en generación. Por ejemplo, si a una mujer la obligaron a abortar y no pudo enfrentar y sanar ese profundo dolor, esa tristeza y pena se transmitirá inevitablemente a las siguientes generaciones.

Recuerda que tanto la pena como el miedo y la culpa pueden venir integradas de serie en nuestro patrón de conducta por aquella herencia emocional transgeneracional que te comenté en el segundo capítulo. ¿En alguna ocasión has sentido estas emociones y no has sabido identificar de dónde vienen? Es muy habitual que hayan pasado a ser parte de ti, ya que son emociones presentes en tu sistema de origen, heredadas de generación en generación.

EL APEGO O LA DEPENDENCIA

Estos estados emocionales que hemos citado anteriormente nos hacen vibrar muy bajo y generan dependencia hacia personas, cosas materiales e incluso hacia el trabajo. No te sientes seguro y en paz en tu interior y usas el apego para generar un contexto de seguridad. El apego se materializa de dos formas:

- **Apretar los lazos.** Por ejemplo, en una pareja, si tienes miedo de perderla, intentarás que se vaya a vivir contigo o que dependa económicamente de ti, así contrarrestarás el miedo a perderla.
- **Negar que las cosas están mal.** Es como correr una espesa cortina de humo protegiéndote así para no tener que soltar. Prefieres estar en el amarillo y no soltar que ir al rojo porque sabes que será un escenario complicado.

El problema de estrechar lazos, dado que el orden precede al amor, es que solamente desordena porque tomas decisiones desde el miedo, la pena, la culpa o la lealtad. Cuando tomas una decisión así desde el día cero, esto lleva a que, en el día ciento cincuenta, la relación finalmente se rompa debido al desequilibrio que se genera. Entonces, la cuestión sería: ¿qué sucede si por un momento te imaginas soltar eso? ¿Qué te supone? ¿Qué sientes? ¿Qué se mueve dentro de ti?

En primer lugar, se trata de tomar conciencia de que efectivamente esto te está debilitando, como sugiere el ejercicio «Sentir», y que te encuentras en un apego y en un estado de dependencia. Una vez que has tomado conciencia y te has sentido debilitado, sería útil consultar la tabla del doctor Hawkins para entender en qué estado emocional te encuentras. A partir de ahí, lo más importante es no negar, sino aceptar. Ese es un paso crucial, ya que negar implica aplicar fuerza en esa negación, lo que te mantiene en el mismo comportamiento, sin cambios, te debilita, te lleva a quejarte, a pensar en pequeño y a asumir una actitud de víctima impotente.

Al no negarlo, al menos ves cómo es, lo aceptas y reconoces que no está bien. Entonces puedes empezar a adoptar otro tipo de acción, abrir esa energía e integrarla. No estamos diciendo que debas dejar tu trabajo o a tu pareja mañana, sino que aceptes el debilitamiento, reconozcas que esa situación no está bien para poder salir de ese apego y, desde ese punto, actuar. Como dice Hawkins: «Dame serenidad para aceptar aquello que no se puede cambiar, valor para cambiar aquello que sí que puedo cambiar y sabiduría para discernir cuándo puedo hacer una cosa u otra».

Eso, en nuestro ejercicio, lo trasladaría a tener serenidad para aceptar aquello de lo que has tomado conciencia. Por ejemplo, «Sé que mi pareja me debilita, sé que mi trabajo me debilita, ¿qué me hace falta?». Pues tener serenidad para aceptar que, por ahora, eso no lo puedes cambiar. Es mejor mantenerse sereno que actuar de forma kamikaze y tirarlo todo por la borda. Así que, no lo niegues, acéptalo para conectar con otra energía que no te victimice y date el tiempo necesario para salir del amarillo, pero hazlo.

Por otro lado, si efectivamente puedes cambiar algo, entonces ten el valor para actuar y modificar aquello que sí puedes.

Por último, hay que tener la sabiduría para discernir cuándo es posible cambiar algo ya y cuándo, de momento, no lo es, sin que eso sirva de excusa para mantenerte en el amarillo.

EL DOLOR ES MEJOR QUE EL SUFRIMIENTO

Este concepto ya lo vimos en el segundo capítulo y mi intención aquí es profundizar un poco más sobre ello. Hay dos áreas en nuestro SNC que son claves para la interpretación del dolor. Una es la corteza insular anterior derecha, el área que tiene que ver con la toma de conciencia. Es decir, cuando la señal de la periferia llega ahí, tú ya te has dado cuenta de que eso duele. Y la otra, que se llama corteza cingulada anterior, es la emoción que le añades a ese dolor.

Así, ante una situación de «peligro» (o persona que te debilita), tu corteza insular anterior derecha va a tomar conciencia y provocará dolor. Esta ruta neurológica resulta inevitable y, como ya dijimos, es esencial para nuestra supervivencia. Pero ahora, dependiendo de tu tipo de conducta ante tal situación, la corteza cingulada anterior se activará en mayor o en menor medida. Cuanto más se active, más sufrimiento añadirá al proceso.

Como ya debes de estar anticipando, en el amarillo, cuando no aceptas ni te responsabilizas, cuando estás con tus cortinas de humo, te pasas el día echando pelotas fuera y en la inacción, generas tal nivel de incoherencia en tu SNC que la corteza cingulada anterior registra altos niveles de hiperactividad. Esto conlleva vivir esa situación desde la máxima incertidumbre y con mucho sufrimiento. En el rojo, por contra, tomas conciencia, te autorresponsabilizas y atiendes al dolor desde el empoderamiento, aunque sabes que esto puede hacerte sentir que estás en un un verdadero abismo. El dolor será profundo; sin embargo, te situarás en un contexto de certidumbre y coherencia, entendiendo lo que acontece y actuando en consecuencia. Y sí, aquí tu corteza cingulada anterior se encontrará en paz, sin sufrimiento.

Como vimos en el capítulo anterior, el dolor, por poner un ejemplo, tiene que ver con vivir un duelo; si bien, en un momento dado, esas lágrimas de pena y de tristeza las puedes llegar a convertir en lágrimas de alegría por conectar con esa persona y albergarla en tu interior. Ahí hay mucho dolor, pero es un dolor con certidumbre, bien colocado; es un dolor que te enseña aprendizajes para que los sitúes en el orden en el que deben estar. En cambio, cuando dejas tareas sin resolver en un duelo, te resulta insufrible y te instalas en un amarillo que parece la linterna de un policía a media noche en una carretera oscura. ¿Entiendes la diferencia entre dolor y sufrimiento?

Dolor: sientes certidumbre, comprendes, levantas la mano, tomas responsabilidad, vas a hacer lo que haga falta para cambiar esto y pasarás al rojo. Sabes que te costará y que tocarás fondo, pero estás seguro de que eso te llevará a un verde más brillante.

Sufrimiento: si te quedas en el amarillo, en la incertidumbre, en echar pelotas fuera, en el «no depende de mí», estás perdido. Y eso, neurológicamente, te enfermará.

Recuerda la frase: «El dolor es inevitable, el sufrimiento es opcional».

Si te preguntas cuánto tiempo tenemos que seguir transformándonos en nuestra vida, te voy a ser honesto: hasta que dejemos de respirar y, probablemente, más allá, si nuestras almas siguen por ahí vagando. Por ende, hay que darlo todo de modo constante... Aprovecha la oportunidad de transitar el rojo para luego brillar en el verde, pero, sobre todo, no te estanques en el amarillo. Y recuerda que tanto el amor como el dolor son motores para el crecimiento.

REVISIÓN DE TU VIDA ACTUAL

QUERIDO SISTEMA DE ORIGEN, ¿QUÉ TAL?

Recopilamos. Hasta aquí, has hecho un ejercicio para entender qué te fortalece y qué te debilita y cómo son los flujos de energía de tus linajes. También te he hablado, a lo largo del libro, de que es muy habitual que sientas emociones de rabia, de frustración o de impotencia hacia aquel cuidador que te dañó porque en tu vida actual te gustaría que su trato hacia ti hubiera sido distinto, que te hubiese dado más amor, que te hubiera dicho más veces «Te quiero» o carencias por el estilo. Ahora bien, te reitero por activa y por pasiva que la forma en que a ti te ha llegado el amor no significa que ese cuidador la haya elegido para ti, sino que esa persona también ha tenido en su vida, en su linaje, a alguien que le ha hecho llegar el amor a su manera (por sui géneris que fuera, no vamos a juzgar).

Cuando existen estos bloqueos energéticos, es muy importante e interesante entender en qué momento sucedió todo esto, porque, a veces, puede partir del abuelo, pero otras veces viene del bisabuelo o de más atrás en el linaje. No en vano, como la literatura científica advierte, las influencias transgeneracionales en el terreno emocional pueden remontarse de cuatro a seis generaciones; por lo tanto, algo que pasó en una situación determinada del pasado provocó que no se pudiera continuar enfrentándola en el presente y eso afecta a toda la familia. Me refiero a circunstancias como haber pasado hambre, porque cuando hay hambre, nadie puede atender otra cosa que no sea la supervivencia; situaciones difíciles vividas en torno a la guerra, como pueden ser muertes, fusilamientos, encarcelamientos o torturas, que son detonantes de mucho dolor que cierran esos canales. También impactan abortos que no se hayan podido compartir, expresar o sentir. En general, suelen ser historias que han quedado silenciadas e irresueltas. Todo eso genera un cambio en el estado emocional, en la forma de mirar, de hablar y de tocar de cada miembro del linaje. Por ello, si te ha tocado a ti desmadejar todo eso para comprenderlo, tómatelo con alegría, porque solo desde ahí puedes hacer evolucionar esa rabia, esa frustración, esa impotencia hacia la compasión y el entendimiento.

Desde ese entendimiento, debes autorresponsabilizarte, conectar con el amor y aprender qué es lo que tú puedes hacer para crecer. No debes esperar que esa persona cambie ni pedírselo porque no lo va a hacer (a menos que sienta que le hace falta). Solo puedes cambiar tú.

Y te aseguro que, cuando por fin lo entiendes, cambias tu estado y abres el corazón, la otra persona también cambia, recibe tu energía y pasan cosas muy bonitas. Por ejemplo, puedes sentir que tu madre todo el tiempo ha estado enfadada con la vida hasta que comprendes lo que ella vivió. Eso te abre el corazón, reduce o elimina tu rabia, te provoca compasión hacia ella y, gracias a eso, empiezas a hablarle de manera diferente. Y, en consecuencia, cuando tu madre percibe ese tono diferente, también te habla distinto a ti. Es como magia.

Olvídate, cambia tú, recoge el guante tú y genera una oportunidad para aprender y crecer, que para eso no necesitas a los demás: esa es la mejor noticia. En el momento en que puedes movilizar la rabia y conectar con el amor, estás creciendo y tu SNC está mejorando, es como si lo pulieras para sacarle brillo.

Para sobrellevar el camino rojo, quizá sería recomendable contar con un psicoterapeuta, un profesional que te acompañe en el proceso para que te dé las herramientas necesarias para transitar por él. Al fin y al cabo, esto es algo que todo ser humano debería pasar para entender de dónde viene y cuál es su linaje. Es un trabajo fundamental que te ayuda a ubicarte, a abrir el corazón.

ESTADO CIVIL: BIOLOGÍA DE LA PAREJA

Respecto a las situaciones en torno a la pareja o la sexología, lo que detectamos en la clínica es que todo lo que esté desordenado en el sistema de origen precisamente provoca que tú estés mal ubicado en el mundo, pendiente de lo que viene de fuera, y eso no te permite relacionarte con libertad, sin apegos y sin culpables. Por ello, cuando realizas este trabajo de crecimiento, te centras y partes desde dentro, porque identificas cuál es tu centro, aprendes a sentirte en paz y gozas de tranquilidad a título individual. Aquí sí estás en el escenario perfecto para poder compartir tu vida con otra persona, ya que, como mencionamos, el orden precede al amor y solo desde ahí puede surgir una pareja sana. Estar en el sitio que te corresponde te permitirá conocer a cualquier persona sabiendo lo que sí quieres para tu vida y lo que no.

Si no lo traes ya trabajado de casa, es muy probable que justo te topes con aquella persona que cubre tus carencias y que rápidamente se genere una dependencia/apego. Este es un escenario peligroso porque vas a permitir cosas que no deberías, como faltas de respeto o cruzar líneas rojas. Hay pacientes que te cuentan que se faltan al respeto y después te dicen: «No, pero nos queremos mucho y hablamos de futuro». Y yo digo: «Pues no os queráis tanto y no habléis tanto del futuro. Centrad la atención en miraros ahora».

Tenemos tan poca información en la vida sobre esto que podemos aceptar como normales situaciones que no lo son en absoluto, que tienen que ver con una emoción que no es limpia, que no es tristeza ni alegría. Por ejemplo, los celos no son más que una falta de confianza en ti mismo que proyectas en el otro. Y la dependencia emocional surge muy rápido y es tóxica. Lo ideal sería que ambos acordarais: «Estamos tan bien juntos que si un día nos tenemos que soltar, nos soltaremos desde el máximo respeto como un acto de amor. Tú eres una persona, yo soy otra y el mundo está lleno de personas. Si en un momento dado nos debilitamos, cuando lo detectemos, no tendré ningún problema en soltarte». Y eso se incluye en el «contrato».

Tal como nos cuenta Macaco de forma magistral en su canción *Quiéreme bien*: «Ni por ti me corto las venas, / ni amas más por cargar más penas, / ni por miedo, ni porque quizás te pierdo. / Para mal acompañada, / mejor me voy a dedo. Ni el amor pesa, ni se aguanta, ni es una empresa. / No te quedes si te espanta».

El amor no es eso tan romántico que transmiten las películas de «Cuando pienso en que me separo de ti, me muero» o «Yo es que sin ti no puedo vivir». Ese tipo de frases de Walt Disney tienen que ver con las medias naranjas que nos contaron que eran el amor. Pero de medias nada. Aquí se trata de una relación de dos adultos independientes con la intención de que cada uno esté completo y que, juntos, formen un equipo de dos. Esa persona que tú has conocido tiene su familia de origen, tú tienes tu familia de origen y cada uno tiene su forma de entender el amor. Hay que comprobar si eso está alineado antes de tirarte a la piscina y empezar una relación desde la dependencia. Si existe esa alineación, las discusiones se basarán en compartir diferentes puntos de vista sin alzar la voz y sin insultar, que es lo lógico entre dos personas que se respetan, se admiran y se quieren. Las discusiones refuerzan la alianza de la pareja, la confianza, la complicidad y el compromiso... Pero esto solo ocurre si se discute bien. Insisto: admiración, respeto y amor.

En este contexto, las conversaciones consisten en compartir lo que sientes, y respetar y entender lo que experimenta el otro. «Yo siento esto y respeto lo que tú sientas. Entiendo de dónde proviene lo que tú sientes». Soy consciente de mis heridas y de las tuyas. Por supuesto, son mágicas las palabras de amor y autorresponsabilidad «gracias», «perdón» y «te quiero». Eso es algo que debe primar en una pareja alineada. Si eso no va por delante, el futuro no se presenta muy prometedor. Y no suele serlo porque no se nos ha enseñado inteligencia emocional y lo tenemos que aprender a base de experiencias, decepciones, frustraciones... y muchos amarillos.

Cuando una pareja se separa

Cuando te separas de tu pareja, en realidad, tienes que pensar que estáis iniciando una emancipación espiritual que os permitirá seguir desarrollándoos individualmente. Esta decisión se toma en el mundo espiritual o interior de cada uno sin que vosotros seáis conscientes, pero, al final, se trata de renunciar al ideal materialista de estar juntos por obligación cultural, porque habéis firmado un contrato ante testigos.

Piensa que la relación ofreció todo lo que dio de sí y debe morir para que cada cual pueda nacer de nuevo en aras de un futuro mejor. Si fuéramos conscientes de este hecho espiritual, las «separaciones» serían más cordiales y respetuosas, sin reproches ni culpas. Es decir, emanciparse de una expareja es un acto de amor y de renuncia para que a ambos os vaya mejor. En lugar de eso, es muy frecuente escuchar en consulta algo todavía peor que ese «nos queremos mucho y miramos hacia el futuro juntos» del que hablábamos, a saber: «Hablamos del futuro y de tener hijos». ¡No habléis de tener hijos, por favor!

Hijos libres que no sean tus víctimas

Cuando llega un hijo al sistema, este tiene que estar muy ordenado para que el recién nacido pueda ocupar el lugar que le toca. Si no, como vosotros formáis parte del linaje, también le transmitiréis vuestros traumas sin resolver. Intentad evitar traer un hijo a vuestro mundo cuando este no está ordenado, porque le vais a tener que poner de nombre Parchecito (llamarlo Parche directamente suena demasiado crudo).

Spoiler: el hijo no arregla nada, tiene que llegar a un sistema ordenado. El tronco es la pareja, las raíces son las familias de origen y las ramas son los hijos. Por eso es fundamental que el tronco esté alineado y que no parta de unos cimientos de dependencia para que los hijos ocupen su sitio por delante de sus padres.

Antes del embarazo o en su defecto, una vez el niño ha nacido, tienes que tener claro cómo es tu mirada como madre o padre y la de la pareja en su conjunto. Es imprescindible llevar el trabajo hecho, de modo que el hijo pueda mirar hacia su propia vida y no estar pendiente de si su mamá está triste o preocupada, o de si su papá está agobiado o pasándolo mal. Los padres no pueden trasladar sus problemas de adultos al niño porque él no tiene que resolverlos, no le toca encargarse de ninguna de las movidas del padre ni de la madre. Todo lo que suponga transmitirle al niño lo que hemos heredado del linaje anterior es una carga que aboca a que se gire y ya no esté mirando hacia su propia existencia. Por ende, un tronco alineado es lo único que al niño le genera libertad para que pueda vivir libremente en cuanto a cargas emocionales se refiere.

Para mejorar este aspecto, te recomiendo repetir el ejercicio «Sentir», esta vez teniendo en cuenta cómo te sientes con respecto a tus hijos. Es decir, para detectar qué es lo que crees que le llega a tu hijo de ti, cuánta carga piensas que has puesto sobre sus hombros, etcétera. No me refiero a un día que te hayas enfadado con él, sino a analizar cómo tu estado en general puede suponerle una carga o le permite ser él mismo.

Otro aspecto importante en este sentido es que todo lo que quieras que ellos lleven a cabo, más allá del mensaje hablado, debes transmitirlo a través del lenguaje corporal, así que da ejemplo, porque van a imitar lo que te vean hacer. Si quieres que tu hija coma en condiciones, tienes que comer tú bien en casa. Si quieres que tu hijo se cuide y esté bien físicamente, enséñale cómo lo haces tú. Si quieres que entienda cómo es el amor, lo aprenderá de cómo tú lo desprendes hacia la persona que tienes a tu lado. Eso es lo que tienes que revisar, no un cabreo esporádico porque te ha desobedecido.

La heterosexualidad, marcada por la biología

Aquí hay un asunto un tanto delicado que tiene que ver con la «biología de la pareja». Si volvemos al terreno de la evolución, de la biología del hombre y de la mujer, el cerebro femenino tiene una capacidad de conexión brutal y por eso la parte del ser humano más inteligente evolutivamente es la que se encarga de amamantar y la que tiene más razonamiento para entender que su prioridad no puede ser ir a la guerra, cosa que un hombre, que solo conecta A con B y B con C, no hace. Esto se debe a que, a lo largo de la evolución, si el hombre fallecía, no resultaba tan esencial como la mujer para la reproducción de la especie.

Podemos ponernos como queramos con la igualdad de géneros, pero los cerebros, según está científicamente demostrado, son así. La testosterona nos aporta un punto de machitos y soberbios cuando nos decimos: «A mí qué me van a explicar», «Yo no tengo que ir a ningún lado a pedir ayuda». Todas estas frases son mucho más habituales en boca de un hombre que de una mujer.

¿Que eso está cambiando y que por fortuna hay hombres que están abriéndose a entender que han de crecer? Sin ninguna duda, pero no deja de ser verdad que, inevitablemente, venimos de ese patriarcado donde el macho y el trabajo eran lo prioritario. Parecía que nosotros no teníamos que hacer nada más que trabajar y proveer. Y, en el terreno sexual, nos guste o no, hay que reconocer que cada uno ocupa su lugar. La mujer, a través de las feromonas, busca al macho con el que elige (sí, ella) aparearse y reproducirse. Es idéntico en el mundo animal: la hembra distingue al macho más vigoroso, al que luce más colores y más vivos, más llamativos, etcétera, porque de ello depende la garantía del éxito de la reproducción, la calidad del ejemplar de la especie de cara a la supervivencia.

Esto se traduce en que la mujer sí que siente y necesita del hombre. Y, a nivel atracción, se siente más atraída por un hombre que le resulte poderoso, con lo subjetivo que eso puede resultar para cada mujer, claro. Aunque esto pueda sonar mal a estas alturas del siglo XXI, la mujer, como es más inteligente, se decanta hormonalmente por un hombre que, aunque sea de forma simbólica, vaya a garantizar la evolución genética. Y recalco en sentido simbólico porque esto ocurre, aunque ni la mujer ni el hombre tengan intención de procrear. Es decir, una mujer puede valerse por sí misma y no necesitar a ningún hombre para vivir ni para sentirse plena ni para ser feliz, ¡ni que decir tiene! Pero si elige a un hombre a su lado, lo que quiere es uno que esté ahí y que se note que está. Del mismo modo, si el hombre no siente que es quien ocupa este lugar en el sistema, acaba sintiéndose mermado en su sexualidad, en el sentido, según vemos los terapeutas en consulta, de que tiende a la eyaculación precoz o a la disfunción eréctil no orgánica.

Cuando el hombre no puede estar en su sitio, se siente inseguro. Y un hombre inseguro, a cualquier mujer heterosexual, le genera distancia e incluso rechazo. Eso es algo que el hombre percibe y, en consecuencia, aparecen las dificultades sexuales en la relación, sea sentimental o simplemente sexual.

Al margen de los varios tipos de deseo sexual que existen, aquí vamos a hablar en términos evolutivos. Siempre ha sido muy común el tópico de que, en la cama, el hombre siempre estaría dispuesto y la mujer no tanto, atendiendo a la generalización. Pero conviene recordar que cuando el hombre se siente seguro y lo demuestra sexualmente (lo cual no tiene que ver con la brusquedad ni con la posesión, que hay que aclararlo todo en esta vida), la mujer siente una mayor atracción. Sin embargo, si el hombre es inseguro y no se desenvuelve con soltura, eso provoca que la mujer pierda el deseo. No obstante, también puede pasar que ella no sienta deseo por motivos anclados en su pasado (ciertos hechos de su infancia o adolescencia) o en su linaje.

SITUACIÓN LABORAL: ¿TE EMOCIONA Y TE MOTIVA O LA SOPORTAS Y TE CONFORMAS?

Respecto a tu situación laboral, juega un papel crucial aquello que has heredado de tus padres sobre tu orientación, es decir, hacia dónde tienes que encaminar tu vocación. Y conviene analizar cuánto han influido ellos en tus decisiones. Por poner dos casos habituales:

«Pues, hijo, tú lo que tienes que hacer es sacarte las oposiciones, porque así serás funcionario y tendrás un sueldo seguro y la vida resuelta»; o el mandato de: «Lo que tienes que estudiar es Medicina, porque eso es lo que han estudiado tu abuelo y tu padre».

En consulta vemos cuánto pesa toda esa carga, cuánto influyen esos mandatos que te abocan al final a una situación que deberías revisar para ver si estás donde quieres estar, cuánto te debilita o te fortalece y hasta qué punto has decidido tú. De ese modo, puedes llegar a averiguar qué es lo que a ti te gustaría de verdad, qué te da fuerza, qué te conecta con la vida y te empodera. Olvídate de dictaminar si eso es imposible o inviable, sencillamente exprésalo y siéntelo. Si te da por pensar: «A mí lo que me gustaría es trabajar en el sector de la salud y recibir a pacientes en la consulta» o «Me gustaría trabajar en el mundillo de la música», no juzgues. Valora tu situación, identifica qué herramientas tienes para conseguirlo, cuáles puedes adquirir y ve a por ello.

Lo que es seguro es que hay que salir del amarillo y, a partir de ahí, sentir que estás donde quieres estar. Estos cambios no son nada fáciles, pero estarás de acuerdo conmigo en que es mucho mejor sentirte alineado en cuerpo, mente y corazón que estancarte en un contexto de comodidad, pero empapado de infelicidad.

Después de la toma de conciencia, la emoción, la motivación y el foco son claves, pero no quieras ir más rápido que el tiempo, ya que podrías obtener todo lo contrario a lo que buscas. La ansiedad repele lo que se desea. Así que ve con intensidad, con corazón y también con cabeza.

Tu dificultad para soltar aquello que no has elegido, no solo dependerá de tu carga del pasado, sino que también se mezcla con el punto que trabajaremos en el siguiente asunto, el dinero.

Te propongo otro ejercicio. Responde rápidamente a esta pregunta sin pensarlo demasiado: ¿cuánta influencia tienen tus padres en las decisiones que tomas en tu vida? La respuesta óptima debería ser menor a 3 o 2 puntos sobre 10. Cualquier valor por encima de 3 o 4 implica que estás haciendo lo que supones que esperan de ti para buscar su orgullo, para obtener su aprobación y sentirte capacitado. Pero bajo esos parámetros, ninguna decisión será genuina.

La frustración de tratar de satisfacer a tus padres puede durarte años, intenta que no sean décadas tomando conciencia. Y, sobre todo, no te autoengañes al creer que todo está bien ni tires de cortinas de humo. Cierra los ojos, haz el ejercicio y siente si eso te fortalece o te debilita.

Si tomas conciencia con cierta constancia y revisas periódicamente cómo te sientes, es posible que no llegues al punto de acabar en un hospital. Tenemos que dejar de contestar en automático con respuestas superficiales que no engañan a nadie cuando nos preguntan cómo estamos con la familia, el trabajo o los hijos. Deberías parar y reflexionar sobre cómo te sientes de veras. No se trata solo de estar bien o mal, sino de expresar cómo te sientes en cada escenario de tu vida. A poco que te detengas un momento, en tu fuero interno sabes que ese malestar tiene un motivo concreto. De hecho, cada día podríamos hacer un chequeo y cambiar nuestro discurso. Por ejemplo, si alguien nos pregunta: «¿Cómo estás?», podríamos responder diciendo: «En estos últimos días he sentido que lo que me parecía que estaba bien ahora ya no lo está por ciertas cosas que han ocurrido». O, «Pues mira, lo que le ha sucedido a mi padre o a mi hijo me ha hecho sentir de cierta forma y me he replanteado muchas cosas». Te sugiero hacer este chequeo cada semana o cada quince días.

EL TRABAJO Y EL DINERO VAN DE LA MANO

Romper con estos patrones arraigados en nosotros no es fácil, implica soltar algo complejo en lo que también se mezclan cuestiones relacionadas con el sistema de origen y el temor a defraudar a los demás, así como la relación con el dinero. A menudo, nuestras creencias limitantes, que también provienen de los sistemas familiares, se convierten en un bloqueo para ganar dinero. Por ejemplo, si tu familia era pobre, puedes creer falsamente que no puedes ser rico por no superarlos y hacerlos sentir mal. Esto se debe a un patrón financiero, que es la forma en que hemos aprendido a relacionarnos con el dinero a través de la mirada de nuestros cuidadores. En general, establecemos un patrón que se repetirá basado en lo que hemos presenciado. También podemos encontrarnos con un patrón de negación, donde, por rebeldía, nos fundimos todo el dinero según llega. Al final, volvemos al patrón financiero que reconocemos. El mejor ejemplo es el de la persona a quien le toca la lotería y termina con la misma cantidad de dinero que tenía antes o incluso en la ruina.

En el otro extremo, existen sobrados casos de personas que provienen de un patrón financiero multimillonario y que se han arruinado varias veces, pero han vuelto a ser ricos en repetidas ocasiones. La tendencia es quedarse anclado en ese patrón financiero porque es la forma en que nos relacionamos con el dinero en nuestro linaje y dejar de ser leales al sistema de origen se nos hace cuesta arriba.

En el sistema de origen, es común la creencia de que, para merecer algo, debemos sufrir y trabajar duro. ¿No te pasa a ti que tus padres, en lugar de preguntarte cómo estás, te preguntan cómo va tu trabajo? Cuando respondes que estás muy ocupado y tienes muchísimo, ellos se quedan tranquilos, ya que interpretan que te va fenomenal, aunque el estrés no suponga más riqueza. Esto es muy dañino. Es un patrón financiero usual en sistemas de origen provenientes de clases trabajadoras, donde la austeridad ha sido una constante e incluso el hambre ha estado presente en generaciones anteriores. La idea de trabajar duro y sufrir para merecer algo se ha arraigado en nuestra relación con el dinero. Es la forma en que hemos aprendido a ver el mundo a través de los ojos de nuestros padres y a relacionarnos con el dinero de manera similar. Este patrón tiene un impacto negativo en tu vida financiera, puesto que te impide buscar oportunidades de crecimiento económico y desafíos. En mi experiencia, he descubierto que es importante tomar conciencia de este patrón y romper con él. Cierra los ojos, reflexiona y evalúa si tu relación con el dinero te fortalece o debilita.

Es muy interesante estudiar en cuál de los cuatro niveles definidos en el libro *Los cuatro cuadrantes de la productividad*, de Stephen Covey, te sitúas. Para que te hagas una idea, pasar del primer cuadrante, donde tienes un salario estable pero seguramente poca motivación o tal vez cierta comodidad y capacidad para desarrollarte sin altibajos, al segundo cuadrante, donde somos autoempleados y asumimos todo el riesgo, puede ser un desafío. Como emprendedor o autónomo, aunque ganas más dinero, trabajas arduamente y enfrentas dificultades al construir y manejar un equipo, y eso conlleva más dolores de cabeza. El tercer cuadrante sería el de los empresarios, que se sitúan por encima, en el consejo de administración o en la dirección, y no son determinantes para que la empresa funcione. Estos quizá trabajan menos y ganan más dinero, pero a menudo subir este escalafón está mal visto y puede generar envidia o críticas de quienes observan el cambio desde los cuadrantes anteriores.

Un consejo útil para lograr este tipo de cambios en tu vida financiera sería que te prepararas psicológicamente y buscaras mentorización y formación porque, por lo general, no nos han educado para ello. Yo, personalmente, experimenté un vacío enorme al pasar del segundo al tercer cuadrante, dado que aún no había integrado por completo este nuevo patrón en mi sistema nervioso y me sentía extraño por disponer de más tiempo trabajando menos y cobrando más. En cambio, para mi hijo, que ya asume este tercer cuadrante como una opción viable, será más fácil avanzar en este camino, ya que lo ha considerado desde el principio dentro de su linaje.

Pasar del tercer cuadrante al cuarto, el de los inversores, implica un nivel aún superior. En este punto, ya no se involucran en el funcionamiento diario de las empresas, sino que se dedican al mundo de las inversiones y otros ámbitos no exclusivamente económicos.

Otro ejercicio que es muy útil en este sentido es el siguiente: si el dinero pudiera hablar contigo, ¿qué te diría?

El dinero te soltaría sentencias tipo: «A ver si disfrutas de una vez», «No te dejes llevar demasiado por tus impulsos, que gastas demasiado», «Me siento triste o muy feliz en esta cartera»... En otras palabras, el dinero tiene mucho que ver acerca de cómo te defines.

¿En qué patrón financiero te encuentras? ¿Estás familiarizado con el patrón de hostilidad, el de no gastar o el de derrochar? Estos patrones son muy comunes en las generaciones anteriores, ya que han atravesado momentos difíciles. No es criticable ser austero, siempre y cuando no llegues al extremo de cerrarte a ti mismo el caudal. Tampoco se trata de tener un agujero en la mano, sino de poder usar el dinero de manera fluida, confiando en la vida para que llegue más. De lo contrario, bloqueas la abundancia con tu creencia de que no puedes salir de la pobreza o la miseria, recuerda siempre que el dinero es infinito. El dinero es energía, y si la energía está estancada porque la acotas y la limitas, no fluye, no se mueve. O sea, el dinero tiene que fluir y moverse, debes abrirte a ello. Para convencerte, te recomiendo el libro *Los secretos de la mente millonaria*, de T. Harv Eker, cualquiera que sea la situación financiera en la que te encuentres.

Ni que decir tiene que nadie puede afirmar que un cuadrante sea mejor que otro, porque lo que debes es encontrar un lugar en el que te sientas fuerte y motivado en tu trabajo. Estar en el primer cuadrante es fenomenal si estás trabajando en un escenario en el que hay posibilidad de crecer económica y profesionalmente. Es fundamental tomar conciencia de cómo te sientes sin caer en la zona de confort. Al fin y al cabo, se trata de empoderarte y de ser consciente de tu posición para saber cuánto te fortalece y cuánto te debilita. Por eso insisto en que has de trabajar en tu sistema de origen para entender cuánta libertad tienes para tomar decisiones. Con ello no te estoy induciendo a que abandones tu trabajo de la noche a la mañana o dejes a tu pareja, o sí. Estamos hablando de escenarios en los que pasamos muchas horas, pero que tendemos a no detenernos a reflexionar sobre ellos. Es común estar en esa zona intermedia, sin parar ni avanzar. Si te conformas con eso, nada que objetar, pero asegúrate de que realmente te está fortaleciendo.

Vivir no va simplemente de sobrevivir

¿Te sientes feliz, satisfecho y pleno, o simplemente te conformas y cumples con lo que los demás esperan de ti? No es cuestión de ir dando tumbos sin rumbo fijo o de hacerlo más o menos bien. Cada ser humano tiene la posibilidad de generar cambios, sin importar la edad que tenga. Si bien puede ser más difícil en ciertos momentos de la vida, esto dependerá de tu energía interior y de tu capacidad para conectar con lo que realmente deseas. Debes tener esa libertad, porque, cuando te alineas, tomas conciencia y actúas, la vida te brinda ocasiones hermosas.

Como hemos mencionado anteriormente, si te identificas con el amarillo, en el lugar de víctima y echas la culpa a los demás, no te llevará a nada bueno. Solo hará que tu trabajo se vuelva más difícil y que te sientas peor. Por el contrario, considera saltar al estado rojo. ¿Cómo puedes identificar que no estás donde quieres en esa área de tu vida? Toma conciencia de ello y pregúntate qué puedes hacer para cambiarlo. No basta con hacer el cambio y luego trabajar en otras cosas, sino tomar conciencia de aquello que te debilita e indagar en ello. Identifica qué te impide tener una libertad absoluta en tu vida y realiza los virajes oportunos, como mejorar tu alimentación, hacer actividad física y conectar con lo que realmente te importa.

Después de eso, todas las facetas empezarán a mejorar. No te estoy sugiriendo que lo abandones todo y no te reconozcan ni en tu casa (o sí, si es lo que te va a hacer crecer), solo te recuerdo que hay una serie de cosas que puedes ir modificando. Tú tienes la edad que tienes, pero siempre hay metas a las que puedes aspirar que te conectan emocionalmente y te dan fuerzas. Cierra los ojos por un momento e imagina cómo te sentirías si ya hubieras alcanzado esas metas. Visualízalo porque es algo que, si actúas, puedes lograr.

Una experiencia propia

Permíteme darte un ejemplo personal que quizá no te resulte exactamente aplicable, pero ilustra mi propio recorrido durante varios años. Allá por 2003, justo al acabar mi segunda carrera universitaria, la de Fisioterapia, abrí mi propia clínica gracias a la ayuda de mis padres, que pusieron a mi disposición una pequeña parte de la superficie que ocupaba su bar-restaurante.

Eso me permitió adecuar un espacio que, aunque pequeño, quedó muy bonito. Y ahí empezó mi primer negocio propio (segundo cuadrante/autoempleado). Este patrón financiero ya lo tenía instalado, dado que tanto mis abuelos maternos como mis padres tenían sus negocios. Al principio, me costó, porque decidí no apoyarme en mutuas o aseguradoras.

Mi máxima ilusión era poder dedicar una hora de sesión a cada uno de mis pacientes y esto con las mutuas resultaba imposible. Con pasión y dedicación, la clínica, en un año, se llenó. Tenía la agenda llena: de ocho a diez consultas por día durante cinco días a la semana, incluso a veces trabajaba los sábados por la mañana para poder cubrir la alta demanda. En ese momento, algo clave para este crecimiento fue no parar de hacer cursos de formación que me apasionaban, pues sentía que así podía ofrecer la máxima calidad a mis clientes. Y uno de ellos fue el Máster en Psiconeuroinmunología Clínica que, literalmente, me cambió la vida. Me sirvió para entender con profundidad al ser humano, comprender todas aquellas cosas que impactan en nuestra salud y ser capaz de entender el origen, el porqué de aquel síntoma que tenía el paciente que estaba frente a mí.

Esta forma de entender la terapia me apasionaba, me daba muchísima fuerza; sin embargo, supuso un cambio radical en la labor que hacía hasta entonces. Y ¿qué pasó? Pues que mi consulta se vació. Sí, estaba en la ruina. Sí, lo reconozco, fui y fuimos (porque a mis tres socios les pasó lo mismo) muy radicales, pero, sencillamente, nos dejamos llevar por lo que sentíamos. Fuimos con todo. Y como cuanto más grande es lo que sueltas, más grande es lo que te llega, de ahí nació Regenera. Las clínicas estaban vacías, pero al menos éramos cuatro que sentíamos la misma emoción al decir: «Esta forma de entender la salud es increíble. Estamos seguros de que vamos a crecer y de que nos esperan cosas muy bonitas».

En Regenera, al comienzo, conseguir unas pocas citas era un sueño y, con mis socios, contábamos cada paciente y nos cuestionábamos: «¿Qué hacemos para revertir esto? ¿Cómo es posible que tengamos solo cuatro o cinco reservas a la semana con los resultados tan buenos que obtenemos?». Por ejemplo, cuando recibíamos a alguien con un problema de migraña de varios años y, en tan solo tres meses, lográbamos que mejorara de manera increíble, nos daba pena no llegar a más gente. A partir de esa frustración, comenzamos a trabajar en nosotros mismos, en crecer personalmente y avanzar para alcanzar nuestras metas. Fueron diez años, sí, una década, desde 2005 hasta 2015 para poder, por fin, afirmar que nuestras consultas estaban de nuevo llenas aplicando la psiconeuroinmunología clínica de Regenera.

Después de varios años disfrutando de pasar consulta a multitud de pacientes, en 2019 surgió la oportunidad de empezar a trabajar con futbolistas de élite. Nuestro primer jugador fue Ibai Gómez, a quien agradezco y agradecemos profundamente, tanto a él como a su familia, la confianza que depositó en nosotros. Con él vinieron Bojan Krkić y Marcos Llorente. Y de ahí salieron otros más como Gerard Deulofeu y Marco Asensio. Viajábamos para trabajar con ellos y, en uno de esos viajes, recuerdo que le dije a Xavi, uno de mis socios: «Sería muy feliz si la próxima semana ya no tuviera que atender a más pacientes en la clínica. Hacer tantas visitas me debilita. En estos momentos, lo que me motiva es la docencia, la divulgación y trabajar con los jugadores». Él me dijo: «Sí, Carlos, siento exactamente lo mismo». Y, sí, fue por entonces, en junio de 2021, cuando decidimos los cuatro dejar de pasar consulta en las clínicas. Tremendo acto de soltar. Tuvimos que evolucionar para confiar en crear un equipo de terapeutas que lo hiciera en nuestro lugar. Eso, inicialmente, a mí me supuso un tremendo vacío, ya que vengo del «para merecer, hay que sufrir y trabajar mucho». Y ¿cuál fue el resultado? Un gran equipo de terapeutas con un 72,4 por ciento de NPS (*net promoter score* o puntuación neta de los promotores). El NPS es una herramienta de calificación consolidada en el mundo empresarial que determina la lealtad de tus clientes. Como curiosidad, nos encontramos por encima de Netflix y un poco por debajo de Tesla. ¡Espectacular!

Y este acto también suponía para mí romper otra nueva barrera, mi patrón financiero. Pasar al tercer cuadrante, al de empresario. Pasamos de una empresa con un empleado a una con cincuenta. A finales del 2023, cuando se acercaba la publicación de este libro, sentimos que había llegado la hora de soltar el servicio de clínicas en Regenera. Sentíamos que nos tocaba dedicar toda nuestra energía a la formación tanto de nuestros alumnos como de las miles de personas que nos siguen, que no se conforman y quieren mejorar sus vidas, así como a la divulgación y a Élite. Hoy día, Regenera es una de las compañías referentes en el mundo de la salud de habla hispana y su crecimiento es incesante.

Como conclusión, se trata de evolucionar para entender que puedes tener más tiempo libre que nunca, dedicarte a aquello que podrías hacer sin cobrar un euro porque te apasiona y, sin embargo, ganar más dinero que nunca. Has de estar dispuesto a soltar, ir al rojo, conocer y aceptar tus heridas para abrirte a la vida.

¿EL LUGAR DONDE VIVES ES TU HOGAR O NECESITAS HUIR?

El hogar es otro aspecto relevante en nuestras vidas. Sentir que en donde vives reside tu verdadero hogar es una sensación muy reconfortante. Está íntimamente relacionada con nuestra forma de sentir y con la autenticidad de los afectos de los que nos rodeamos. Pero muchos huyen de ese hogar o de su sistema porque piensan que, con la distancia, se terminarán sus problemas. Sin embargo, en pleno viaje, ya puede ser a miles de kilómetros o dando una vuelta al mundo, prácticamente todos descubren que las situaciones del sistema de origen les persiguen sin importar dónde se encuentren, los problemas se van con ellos en la maleta. No es nada negativo *per se*. Normalmente, tomar distancia puede ser muy útil para obtener una perspectiva más clara si la usas para abordar y ordenar aquello que te debilita o afecta en tus relaciones familiares.

Me viene a la cabeza el caso de una chica argentina que me contactó cuando estaba viviendo en Australia. En un momento dado, decidió irse de su casa porque no se sentía feliz en ese sistema. Había muchas cosas que la debilitaban, le dolían, la frustraban, le daban miedo o simplemente la hacían sentirse mal. Este cambio le permitió tomar conciencia de cómo esa situación estaba impactando en su vida. Separarse le brindó la oportunidad de tomar distancia y percatarse de que, permaneciendo en casa, le surgían problemas de salud que la limitaban. Pero aun en la distancia le seguían afectando los asuntos familiares. Tenía un hermano que estaba en la cárcel y sufría problemas de drogadicción y la madre le demandaba a su hija un papel que no le correspondía. Aunque estaba al otro lado del mundo, las situaciones del sistema de origen la perturbaban igualmente, porque la vida nos pone desafíos frente a estas situaciones para que actuemos y las ordenemos.

Si quieres que estas situaciones dejen de repetirse, más te vale tomar conciencia y ver las cosas con perspectiva para abordar lo que te debilita y fortalece. Es indispensable identificar qué está sucediendo en tus linajes y qué te corresponde a ti como hija porque, como tal, no eres responsable de lo que le sucede a tu hermano. Esto tiene que ver con los adultos.

Cuando desciendes de adultos separados, en una circunstancia en la que el padre no quiere hacerse cargo y la madre tiene que lidiar con todo (por ejemplo), es natural sentir pena por tu madre y querer ayudarla en esa situación tan dolorosa. Pero eso no quita que te toque establecer límites y reconocer tu lugar como menor, dejando que ella se encargue de esas dificultades y te transmita de otra manera lo que sucede. No puedes asumir el rol de pareja o de madre en estas circunstancias.

No importa si estás en el quinto pino tirado en una hamaca. Si te llama tu madre y una simple conversación te amarga el día, es hora de abordar y ordenar estas situaciones si no quieres que te persigan hasta que tomes las acciones pertinentes. La perspectiva te da claridad, pero has de hacer el trabajo de observar qué te debilita y qué te fortalece, entender cómo afecta a tus linajes y qué te corresponde a ti.

Otro caso ejemplar que tuve en consulta fue el de un chico que aspiraba a ser futbolista profesional. Era muy talentoso y formaba parte de la selección uruguaya, tanto que decidió venir a España porque se le ofreció la oportunidad de probar suerte en equipos españoles. Hay que tener en cuenta que el fútbol tenía un gran peso en su familia, ya que representaba una oportunidad para alcanzar una vida mejor, escapando de la pobreza y las dificultades. Este peso no solo venía del padre, sino también del abuelo y la abuela. Pues bien, a pesar de la distancia, cada vez que jugaba un partido, sentía la presencia fantasmal de su padre en las gradas, observándolo con cara de desaprobación cuando no jugaba como se esperaba de él. El chaval llevaba mucho tiempo jugando al fútbol sin poder conectar realmente con el juego, sin sentir la misma pasión y habilidad que solía experimentar cuando lo disfrutaba de niño en el parque con sus amigos. Había perdido esa conexión. Fue necesario tomar conciencia de la carga familiar que el fútbol representaba y comprender que era una carga transmitida por sus ancestros y su padre, evidentemente, de forma inconsciente, pero que no le pertenecía a él. Entonces, desde España, tuvo que llamar a su progenitor a Uruguay para expresarle de viva voz que la carga asociada al fútbol no le correspondía como hijo, que era solo suya. Le agradeció todo lo que le había transmitido y le comunicó que había llegado el momento de liberarse de esa carga y mirar su vida de manera libre. Quería que el fútbol le fluyera naturalmente, sin sentir la presión de tener que ser profesional por narices. Tal vez lo logre, tal vez no, pero lo importante es que pudo liberarse de esa carga. A partir de ese desahogo, el chico pudo comenzar a disfrutar del fútbol y ha jugado mejor que nunca.

Abre el corazón a tu familia de origen, sea cual sea

Esta afirmación va muy lejos, lo sé. Abrir el corazón a tu familia de origen en muchas ocasiones no resulta nada fácil, porque nos podemos encontrar ante situaciones extremadamente complejas como abusos sexuales y/o maltrato psicológico.

No estamos planteando que deba haber una relación de «amistad», ni cordial, ni tan siquiera que sea obligatorio verse. Si tu familia de origen te hace vibrar bajo porque aparecen emociones como la rabia, la ira, la frustración o la impotencia, es ahí cuando más importante es tomar consciencia de ese estado y salir del victimismo. Lo hemos repetido a lo largo del libro. Sí, tú eres el pequeño y ellos son los mayores, y esas situaciones tan duras no deberían de haberse dado jamás; sin embargo, han sucedido y, como hemos visto, ese flujo de energía transgeneracional puede venir de muy muy atrás.

Sentirse culpable o culpar, sentirse avergonzado o inmerso en todas esas otras emociones que hemos citado anteriormente a quien no va a dejar vivir es a ti. Vivir en ese estado de vibración es hacerlo en un amarillo y de los gordos. Como ya vimos, cuantas más experiencias en la vida temprana *(early life experiences)*, más atención y trabajo va a requerir por tu parte. Ahora bien, ten esto muy en cuenta: solo hay alguien que puede superar en su transformación a aquel que ha tenido una vida bonita y con los flujos de energía abiertos. Es aquella otra persona a la que le ha tocado vivir procesos muy duros y que ha tenido la capacidad de tomar conciencia y la valentía de autorresponsabilizarse para poder salir de ahí.

La Navidad es una buena fecha para identificar el tipo de emociones que se mueven en el sistema. Lo óptimo sería poder mantenerte en tu centro, incluso vibrar alto, en la medida de lo posible ante los diferentes miembros de tu familia de origen, además de poder decidir libremente si te apetece compartir esos días señalados con los tuyos o no. Hacerlo desde la paz y el amor es lo que te situará donde te mereces y, desde ahí, podrás decidir lo que te apetezca. Por contra, si te encuentras en el rencor y en la rabia, el primero que sale perdiendo eres tú mismo. No dejes que te roben más energía. Abre el corazón y mira a tu vida libremente. Eso es lo que te mereces.

Tu hogar eres tú

Para poder encontrar tu hogar, debes haberte encontrado a ti primero. Cuando te sientes alineado, tranquilo y con paz interior, conectar con el lugar debe salir de forma natural y sin forzar la situación. La palabra «hogar» tiene un gran significado. Para sentir un lugar como tal, la energía que nos llegue de él tiene que estar en sintonía con la nuestra. En el hogar encontramos tanto el reposo como la fuerza que nos impulsa.

Haz la prueba, cierra los ojos y percibe la energía que emana de tu casa. Si te da fuerza y sientes tranquilidad, ahí es. En cambio, si cierras los ojos y no experimentas esa sensación de hogar, debes analizar esa situación y buscar la manera de resolverla para armonizar tu residencia con tus emociones. Si por más sitios a los que vayas, no eres capaz de encontrar el tuyo, te animo a mirar en tu interior. Cuando ahí no hay paz, ningún sitio será suficiente.

No te equivoques, no se trata de tus raíces o de tu ciudad natal. Tu hogar puede estar en cualquier lugar del mundo porque el hogar eres tú. El punto de origen, con toda su carga emocional en términos de memorias visuales, olores y colores, te vincula mucho con ese lugar. Pero también puede no ser así, y es igualmente correcto, como es el interesante caso de esas personas que han viajado mucho, han vivido en otros lugares y, de pronto, sienten la necesidad de regresar a sus orígenes confiando en que allí reencontrarán sus raíces y su hogar. Pero resulta que, después de tanto viajar y experimentar, al volver ya no se identifican con ese sitio.

AMIGOS, ¿EN SERIO ES PARA SIEMPRE?

Tal como nos recuerda el empresario y orador motivacional Jim Rohn, tú eres el promedio de las cinco personas que te rodean. Como comprenderás, tus amistades van a influir sobre ello de forma inevitable. A lo que el doctor Hawkins agrega el crecimiento por osmosis en tu círculo, para que lo entiendas, es la energía que te contagia la gente de tu entorno. Así que en este escenario más te vale no quedarte en el amarillo.

Tenemos amigos íntimos, buenos amigos, otros conocidos y, según evolucionemos cada uno, podemos sentirnos a años luz intelectual o emocionalmente. Y no pasa nada, el mundo está lleno de personas, y a veces puedes conocer a alguien con quien tienes una conexión increíble en una sola noche, generando una amistad única que no se compara a la de un amigo de la infancia con el que el vínculo no ha resistido el vaivén de los cambios.

En ocasiones, estas amistades varían debido a diferencias en el estilo de vida y en las formas de divertirse. En la juventud, la mayoría solíamos disfrutar saliendo de fiesta, bebiendo y fumando. Pero, a medida que crecemos, nuestros intereses pueden cambiar. Por ejemplo, si ahora prefieres pasear por la montaña en lugar de salir por la noche, es posible que ya no puedas compartir ese tiempo de ocio con amigos que siguen disfrutando de las mismas fiestas que antes.

Es un cambio en las amistades que forma parte de nuestro crecimiento y desarrollo. No hay necesidad de dramatizarlo. Lo de «amigos para siempre» está sobrevalorado, porque hay personas con las que eso ya no se sostiene. Seguro que te ha pasado aquello de toparte con alguien que ha sido tu amigo durante mucho tiempo y, después de tomar un café, te das cuenta de que la energía es baja y no te sientes conectado, que no te apetece estar con él. Si es así, no te autoflageles, simplemente reconoce cómo te hace sentir y no quedes más si no quieres. También tienes la opción de, en lugar de cortar la relación, llamar a ese amigo que solo quiere salir de fiesta cuando te quieras unir a él, pero no necesariamente para otras actividades o conversaciones. No hace falta dar excusas, lo bonito sería poder expresar que sientes que estáis en sintonías diferentes. No porque uno sea más o menos que el otro, sino porque ha llegado el momento en el que esa relación ya no te aporta como antes. Estamos acostumbrados a no decir aquello que sentimos. No obstante, para que la vida te abra puertas hacia algo nuevo, debes cerrar las que ya no deseas que estén abiertas.

En cualquier caso, no necesitas exponerte más a estímulos que te incomodan cuando sientes que no quieres hacerlo, ya sea con alguien que conoces desde hace tiempo o que acabas de conocer. Puedes pensar: «Mira qué bien me lo he pasado» o «No me expongo más, no me beneficia». Los amigos son la familia que elegimos. No es necesario tener muchos, a veces con unos pocos que sean como hermanos resulta suficiente, y con el resto puedes mantener diferentes grados de amistad o cercanía.

Resumiendo, lo normal es que los amigos evolucionen, algunos crecerán contigo y otros se dispersarán en diferentes direcciones, pero si tomas conciencia de cómo te sientes con las amistades en cada fase de tu vida, seguro que elegirás a tu lado a aquellos con los que la sinergia fluye de forma natural.

Di adiós a los vampiros emocionales con cariño

Tema aparte es el de las personas que te roban energía, los vampiros emocionales. Puede haber amigos a los que amas mucho, pero, lamentablemente, después de cada encuentro te sientes agotado, como si te hubiera pasado una apisonadora por encima. Haz el ejercicio y pregúntate qué es lo que te hace sentir esa persona o situación. Una vez hayas identificado lo que te está debilitando, cuestiónate por qué no puedes soltarlo. ¿Por qué no puedes admitir que ya no quieres quedar más con esa persona? Quizá haya patrones de lealtad o amistad por encima de todo que quieres cuidar, pero te diré algo: no tienes ninguna obligación de hacerlo.

A la hora de soltar las relaciones que nos afectan negativamente, también nos paralizan el miedo, la lealtad, la pena y la culpa. Pero no podemos mantener amistades por compasión, soltar es un acto de amor. Si sientes que una persona te provoca emociones negativas, lo honesto es compartir cómo te hace sentir y soltarla para permitir que siga su propio camino y realice los cambios que necesite. No puedes ser cómplice de algo que te hace sentir mal. Aunque puede ser complicado, es necesario hablarlo y expresar tus sentimientos. Lo ideal sería comenzar con el tridente mágico: te agradezco, te pido perdón y te quiero. Luego puedes explicar cómo te sientes y el motivo por el cual necesitas soltar. Si estructuras la conversación de esta manera, puedes decirlo cara a cara, lo cual es muy valioso, aunque tienes que prepararte para manejar las posibles reacciones negativas, como que la otra persona se ponga a la defensiva o se sienta atacada. Sobre todo, no hay que culpabilizar ni reprochar nada, sino hablar desde tus emociones y sensaciones.

Muchas personas apuestan por la opción de distanciarse gradualmente, poniendo excusas y enfriando la relación. No es lo ideal, sobre todo si has tenido una gran relación, porque la otra persona puede quedarse hecha polvo sin entender por qué ha perdido esa amistad. Y aquí volvemos al karma: si dejas relaciones sin amor ni cariño, eso puede sumar puntos negativos en tu vida. Si emites esa fuerza o energía en el mundo, te será devuelta de la misma manera. Así que, a la hora de soltar a un amigo, haz el ejercicio al revés: imagina que lo que tú le vas a decir, te lo dijera él a ti. ¿Cómo te gustaría que te lo comunicara? ¿Podrías aceptar sus opiniones desde la paz de tu centro interior? ¿No te sentaría mejor si te dijera que te quiere, que te agradece todo lo vivido y que te desea lo mejor desde ese momento en adelante a que hiciese bomba de humo?

Es verdad que las reacciones de cada cual ante una conversación así dependen también del trabajo personal previo que cada individuo haya realizado, pero, por lo menos, por ti que no sea. Después de soltar, a ambos os tocará pasar por un proceso de duelo, incluso aunque lo hayas decidido tú, no te niegues a procesarlo.

MENOS MEDITACIÓN
Y MÁS ACCIÓN

Habrás recibido cantidad de mensajes de libros y de vídeos por redes sociales que aconsejan levantarte y agradecer por despertar cada día, por ver el amanecer, por tener hijos saludables y una persona especial a tu lado. Y sí, agradecer es importante, aunque también es necesario revisar tu situación. Agradece, pero al mismo tiempo reflexiona y evalúa lo que está sucediendo en tu vida, no te vayas a dormir en los laureles. Es como cuando te dicen que, si sonríes y eres amable, todo te irá mejor. Pues a lo mejor no te resulta tan fácil estar agradecido ni sonreír ni ser amable.

Agradecer es un ejercicio poderoso que nos conecta con la vida, pero no quita que debamos hacer el esfuerzo de tomar conciencia y actuar. Si estás en una situación difícil con tu pareja y te sientes enfadado contigo mismo, agradecer, sonreír y ser amable puede parecer incluso hipócrita. En esos momentos, no estás en disposición de nada de eso, ya que estás lidiando con tus propias emociones y, como mínimo, has de reconocerlas. Incluso una persona puede sentir irritabilidad o un mal estado energético a pesar de tener una vida aparentemente «perfecta» en términos de trabajo, pareja, hijos y hogar. Hay que recordar que aquello que vimos en la base de la pirámide, como la mala alimentación, el sedentarismo, la falta de exposición a la luz solar o el inadecuado descanso nocturno, también nos puede llevar a este estado donde te resultará complicado agradecer y sonreír a la vida.

El agradecimiento es valioso cuando tienes una vida alineada, si bien jamás debe convertirse en una excusa para no pasar a la acción. Agradecer y tomar conciencia van de la mano. Puedes comenzar con ambas cosas, pero si no tomas conciencia y te comprometes en la práctica, el agradecimiento se desvanece y carece de sentido. Vamos, que no puedes conformarte con quejarte y colocarte en el papel de víctima mientras agradeces. Eso es una ruina energética.

Ni Dios ni la física cuántica pueden obrar milagros por ti solo con el agradecimiento y los buenos deseos. No importa cuánto agradezcas o creas en el universo, si no tomas acción, no habrá avance. Agradecer es parte de la reflexión, pero para estar en sintonía con la vida, debes actuar y estar abierto a lo que se presente ante ti.

La sincronización se logra mediante acciones concretas, no solo a través de meditación y conexión con la energía cósmica. Cuando abres los ojos, debes observar lo que hay frente a ti y tomar decisiones. Si fuera tan fácil como agradecer, no habría lugar para el sufrimiento ni para el aprendizaje. Abrir los ojos implica enfrentar situaciones complejas, y ahí es donde radica tu trabajo para reaccionar, alinearte y crecer.

Meditar no es milagroso

No vale con meditar y proyectar tus visualizaciones al universo y esperar que todo descienda del firmamento, porque tiene pinta de que antes se te caerá el cielo encima a ti. Debes responsabilizarte de tu vida para generar cambios positivos. Quizá puede servirte el hecho de conectar con una conciencia superior para focalizarte en lo que deseas conseguir de verdad, pero debes estar alineado y moverte. Por ejemplo, puedes pedir tener un trabajo específico, viajar o conseguir una pareja estable. Eso te ayuda a descartar otras opciones y a enfocarte en tus prioridades. Pero si no te movilizas para realizarlas, te puedes morir de aburrimiento pidiendo lo mismo al Altísimo. Te va a resultar mucho más productivo hacerte responsable de tus propias emociones y no culpar al mundo exterior. Si estás cabreado contigo mismo porque te has fallado y, sin embargo, no te das cuenta de ello y lo pagas con los demás, eso es un signo de desalineación y tendencia a la negatividad.

¡Qué culpa tendrá el del coche de al lado de que tú estés a disgusto con tu vida y no hagas nada por mejorarla! Intenta relacionarte con compasión y empatía porque, como tú, cada persona tiene su propia historia, sus problemas y sus circunstancias complicadas, e igual tus salidas de tono lo hunden en la miseria. ¡Grítate a ti mismo; luego perdónate y actúa!

Cuando alguien está cabreado y su enojo se dirige hacia el mundo, en realidad, está iracundo consigo mismo.

Porque es el que ha permitido que eso suceda, de manera más o menos consciente. Tú eres el único responsable de tu vida, solamente está en tus manos. Esta es la parte difícil y dura, confrontarte a ti mismo y darte cuenta de que no debes culpar a nadie más, sino tomar las riendas.

Eso puede resultar muy duro, pero es el primer paso para poder comenzar a actuar y realizar cambios. Es la autorresponsabilidad. Es una palabra profunda, pero es la única posibilidad si deseas cambiar algo, porque nadie puede venir y reprogramarte. Las lobotomías se dejaron de hacer porque no funcionaban, amigo. Es un proceso arduo porque implica tomar conciencia de todas las veces en la vida en las que hablas o actúas sin ser autorresponsable. Tienes que darte cuenta y preguntarte: ¿qué depende de mí? ¿Qué puedo hacer yo? Y ahí es donde comienza el cambio.

Y no vale con que pongas incienso y digas «ooommm». El trabajo de meditación, yoga y otras prácticas espirituales es valioso, pero no una varita mágica. Menos meditación y más acción, que no eres un monje tibetano aislado en un templo. Tienes problemas reales a los que enfrentarte y necesitas identificarlos y analizar cómo puedes resolverlos.

Si no abordas tu desorden interno y no te mojas, el agradecimiento, la sonrisa, la compasión y la meditación no sirven de nada, son una fachada que se desconcha rápido. Todo esto tiene que estar alineado y convertirse en una forma de vida arraigada en tus acciones y comportamientos que fluyan naturalmente por el hecho de que tú te encuentras bien.

ACCIÓN/*EMOTION*: NO TE QUEDES PARADO DONDE YA NO ES

Cuando te conoces muy bien y alcanzas ese nivel de conciencia al que me refiero, estás muy conectado con esa *emotion* y recibes claramente los mensajes: «Mi cuerpo me está pidiendo esto, mi organismo siente esto y me pide esto otro». Y, en consecuencia, actúas.

Tú puedes alegar que no es fácil interpretar las señales, claro, pero te recomiendo consultar un diccionario emocional, que los hay en papel, libro electrónico o en páginas web, y hojeando su índice, comprobarás que cualquier síntoma que padezcas tiene un significado que te remite a las emociones que estás somatizando. Acierta como un reloj suizo. Si estás atento, esas señales te dan pistas muy valiosas sobre lo que sientes y lo que en tu fuero interno necesitas.

Deberíamos estar todos mucho más atentos en nuestro día a día, porque si tomamos conciencia y analizamos las cosas que nos suceden y las vinculamos con nuestra realidad, las señales son cristalinas. Por ejemplo, cuando sueltas algo y, a continuación, te ocurre otra cosa que tiene una vinculación directa, no es mera casualidad, sino puro sincronismo.

Te dejo este testimonio para que lo comprendas: «Fui a un terapeuta que me dijo que tenía que aprender a pedir ayuda, porque yo siempre estoy dando, pero soy incapaz de recibir ni de pedir. Me invitó a que saliera a la calle y le pidiera ayuda a todo el mundo, incluso si solo era para preguntar la hora. Me subí en el coche y conduje durante nueve horas para visitar a mi padre y, al llegar a su casa, me rajé la mano abriendo una lata de piña para cenar. Así que no me quedó más remedio que implorar a mi padre que me ayudara, ¡durante una semana!». ¿Coincidencia? Lo dudo.

Es cuestión de estar atento, pero para eso se necesita entrenamiento. Yo te aseguro que si comienzas a ser autorresponsable a una edad temprana, a medida que vayas cumpliendo años, ya habrás hecho ese ejercicio muchas veces y te irás dando cuenta de lo que falla sobre la marcha. Pero si no has sido consciente de esto durante mucho tiempo, puede llegar un momento en tu vida en el que todo —salud, pareja, trabajo, familia y amigos— colapse a la vez, dado que nunca te has parado a reflexionar y modificar costumbres.

No hay problema, nunca es tarde; mientras estés vivo, tienes tiempo para cambiar de hábitos y darle un giro a todo lo que no te funciona. Ahora ya tienes las herramientas, haz el ejercicio tantas veces como te haga falta y con todos los aspectos de tu vida para revisar qué te debilita y qué te fortalece.

Una advertencia, en esta tarea es importantísimo que evites cualquier tipo de juicio, la culpa es mala consejera. En lugar de juzgar si algo está bien o mal, mi propuesta es que, simplemente, actúes. La clave está en tomar conciencia de dónde proviene todo para poder actuar. Cuando pasas a la acción, es irrelevante si está bien o mal, lo importante es que has actuado y eso te ha llevado a otro lugar en la vida, a una situación concreta y diferente. Lo fundamental es que tomes conciencia de la situación a la que has pasado y evalúes si te fortalece o te debilita. Si te debilita, significa que debes revisar lo que has accionado y hacia dónde te diriges; si te fortalece, es señal de que has tomado acciones en el camino correcto. Eliminemos la noción de bien o mal, en la vida todo pasa cuando y como tiene que pasar, y siempre para evolucionar.

Ahora ya sabes que no todo es blanco o negro, también hay verdes, rojos y amarillos. Tú decides con qué color te quedas.

Este libro
se terminó de imprimir
en marzo de 2024.